東洋医学と現代病

―生まれ変わった中医学―

白川徳仁
花山　亘

筑波出版会

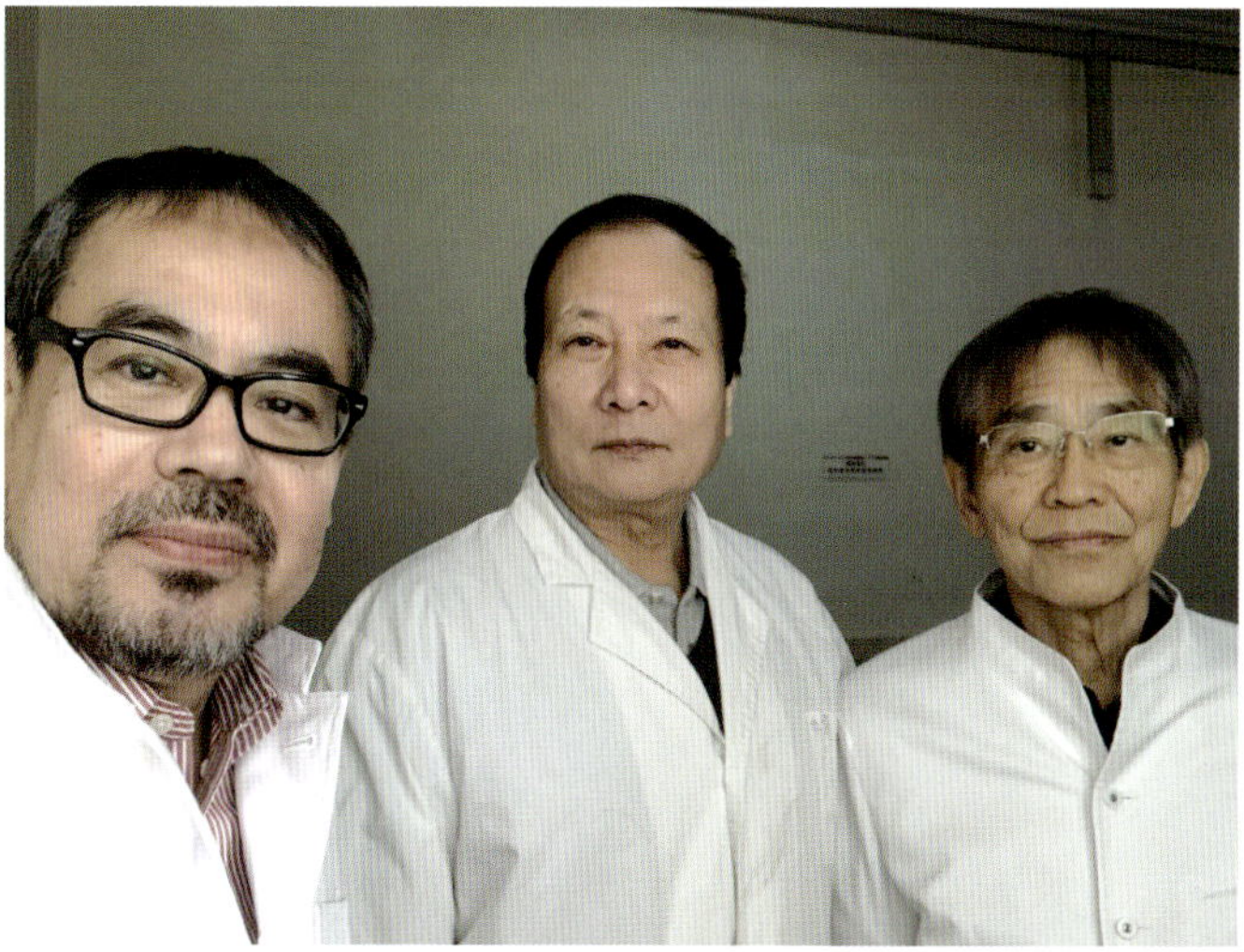

上海中医薬科大学にて 花山副院長（左） 何教授（中央） 白川院長（右）

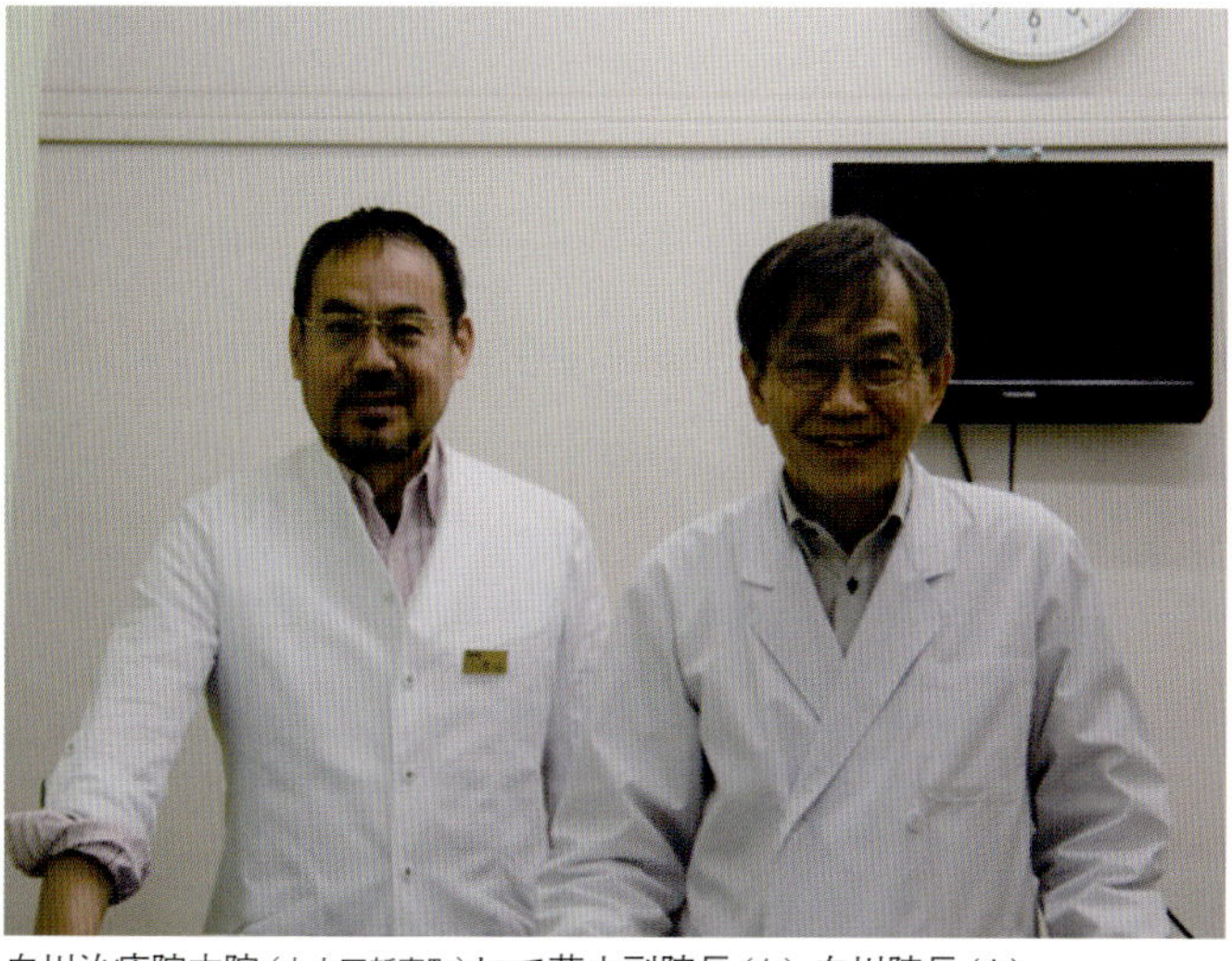

白川治療院本院（中央区新富町）にて花山副院長（左） 白川院長（右）

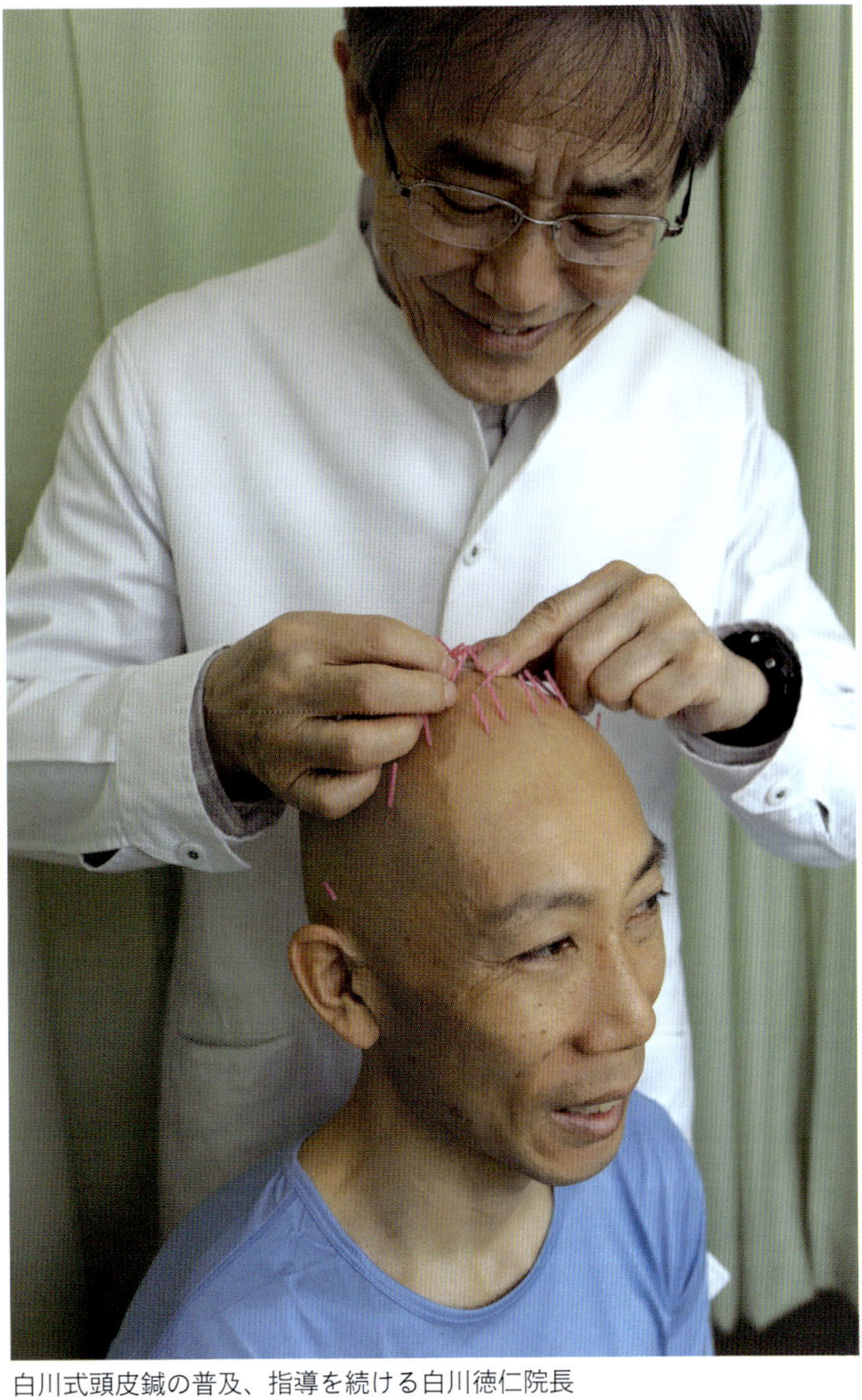

白川式頭皮鍼の普及、指導を続ける白川徳仁院長

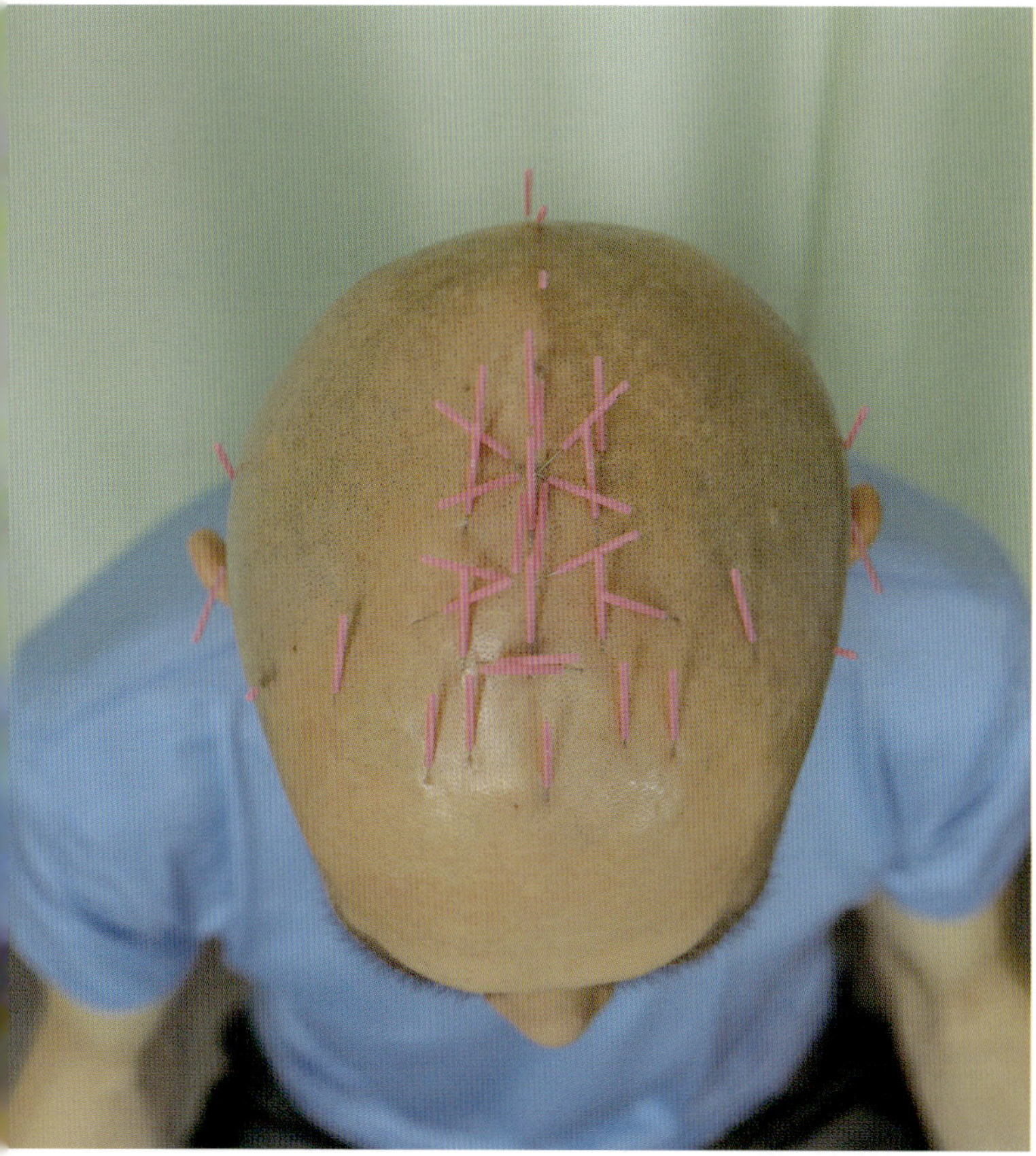
頭頂部

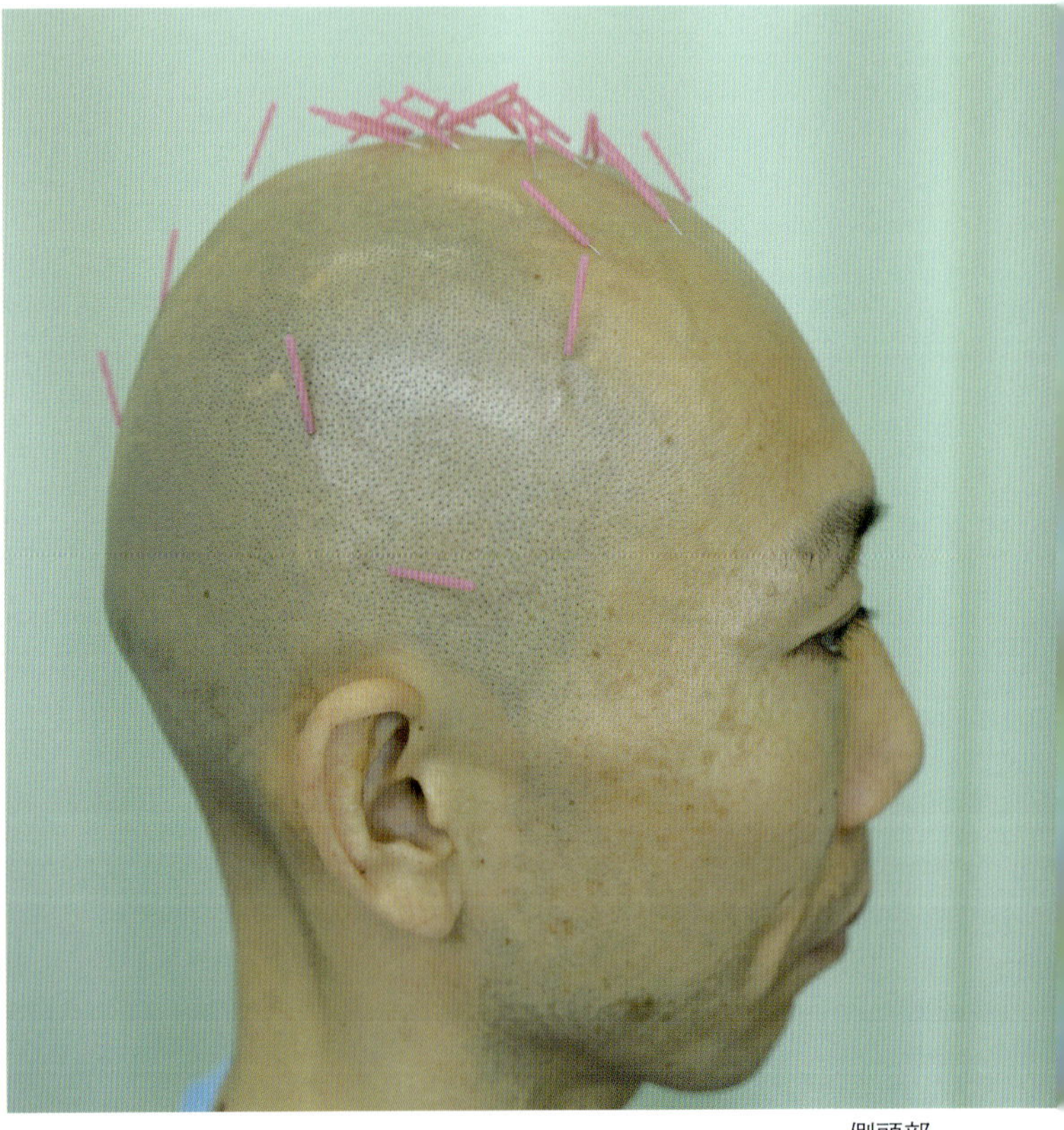

側頭部

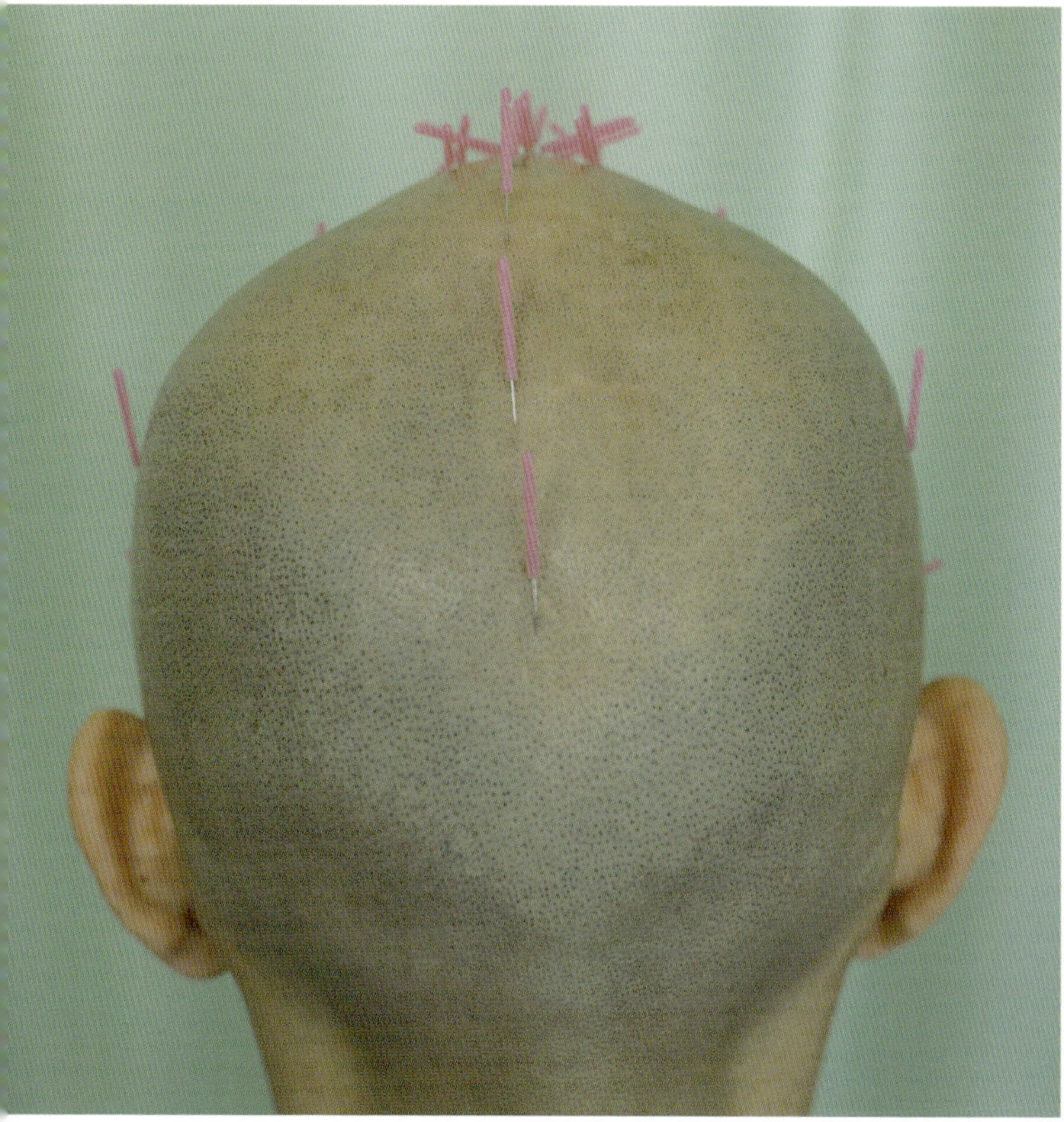

後頭部

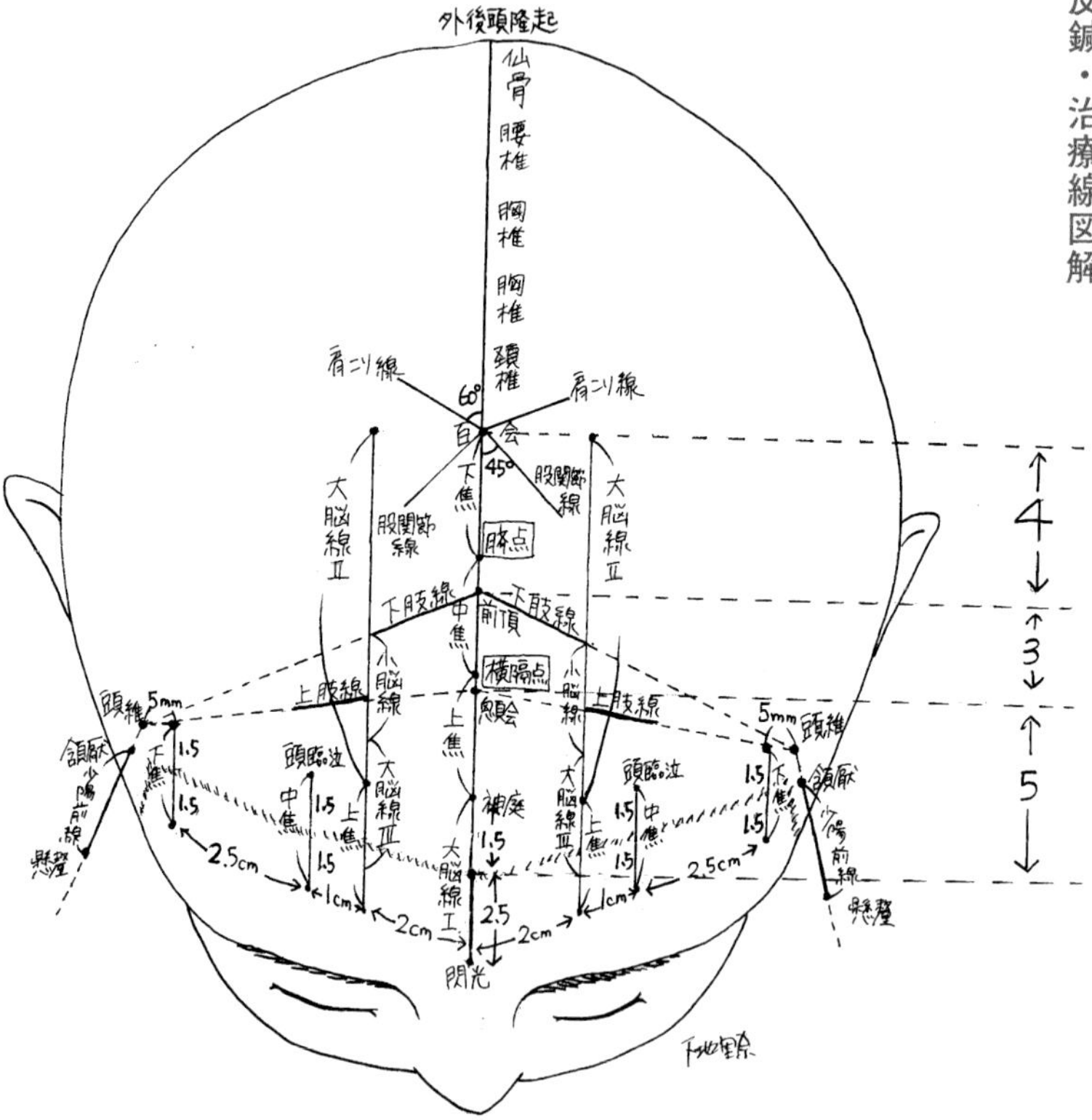
外後頭隆起
仙骨
腰椎
胸椎
胸椎
頸椎
肩こり線
肩こり線
60°
百会
45°
股関節線
股関節線
下焦
大脳線Ⅱ
大脳線Ⅱ
横隔点
下肢線
下肢線
前頂
中焦
小脳線
小脳線
上肢線
上肢線
顖会
上焦
頭維
頭維
5mm
5mm
頷厭
頷厭
少陽前線
少陽前線
懸釐
懸釐
頭臨泣
頭臨泣
大脳線Ⅲ
大脳線Ⅲ
神庭
大脳線Ⅰ
1.5
2.5cm
2.5cm
1cm
1cm
2cm
2cm
2.5
4
3
5

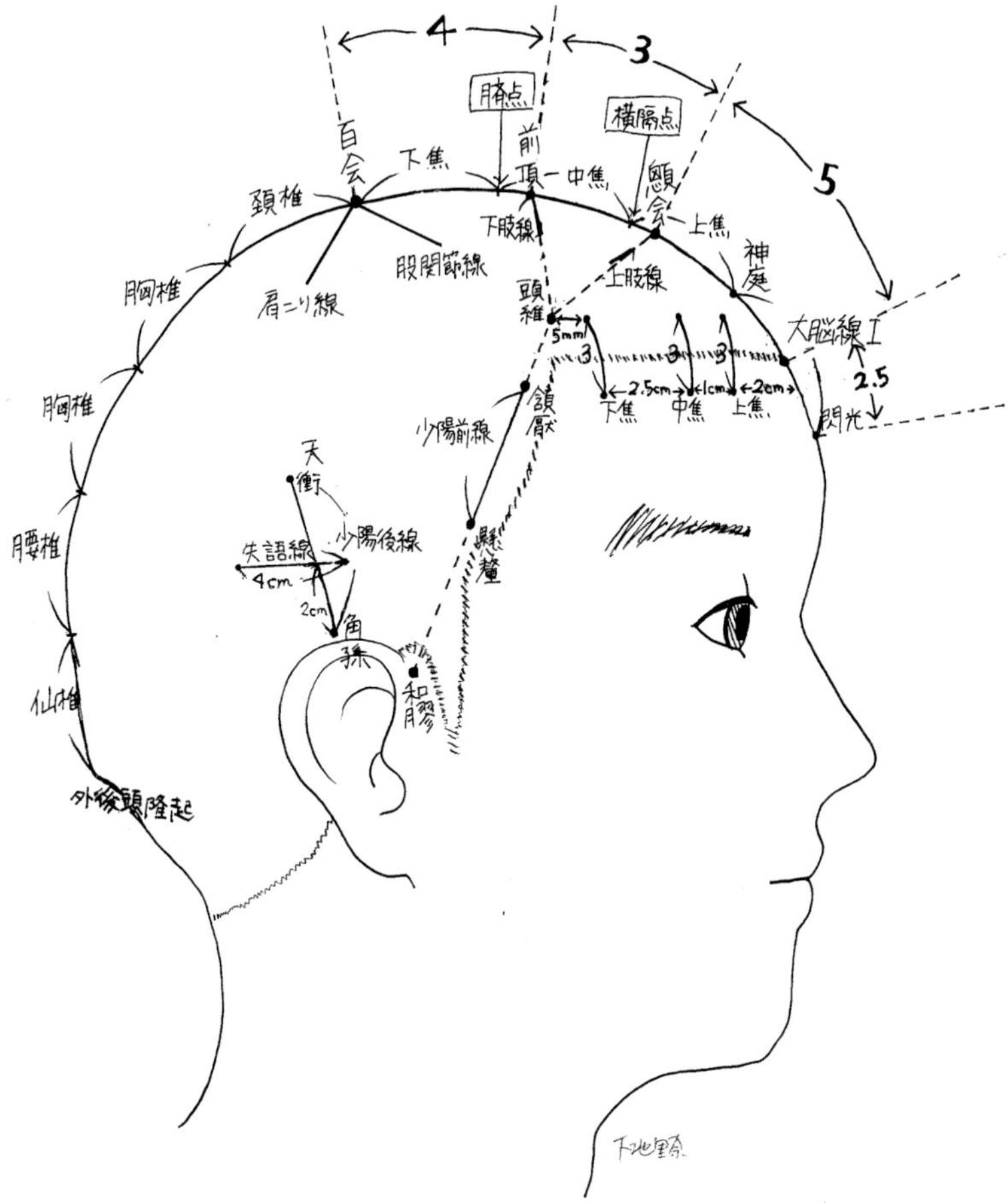

4
3
5
臍点
横隔点
百会
下焦
前頂
中焦
顖会
上焦
神庭
頸椎
胸椎
胸椎
腰椎
仙椎
外後頭隆起
肩こり線
股関節線
下肢線
上肢線
頭維
5mm
3
3
3
2.5cm
1cm
2cm
下焦
中焦
上焦
大脳線Ⅰ
2.5
閃光
頷厭
少陽前線
懸釐
天衝
少陽後線
失語線
4cm
2cm
角孫
和髎
下地里奈

白川式手背鍼・治療線図解

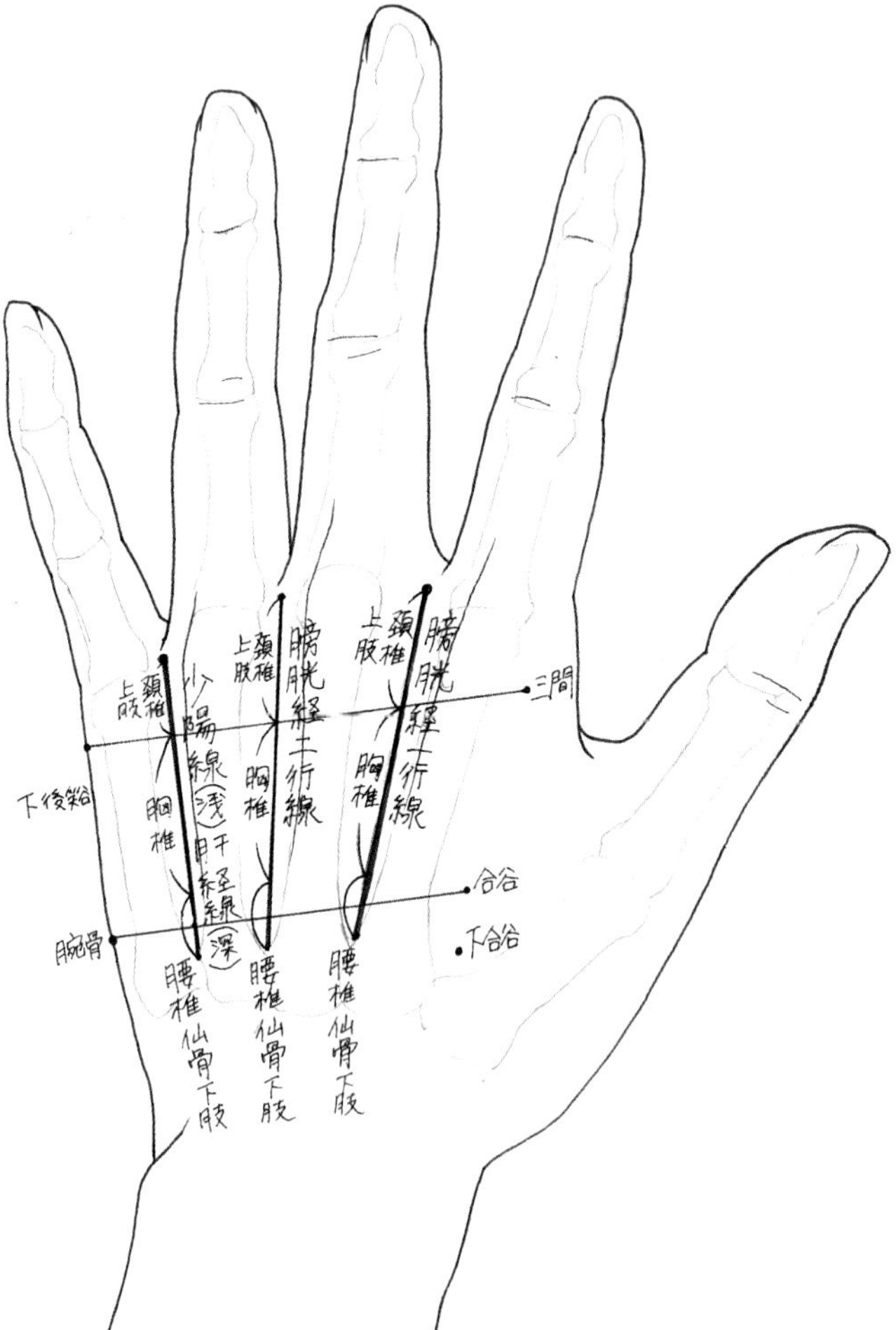

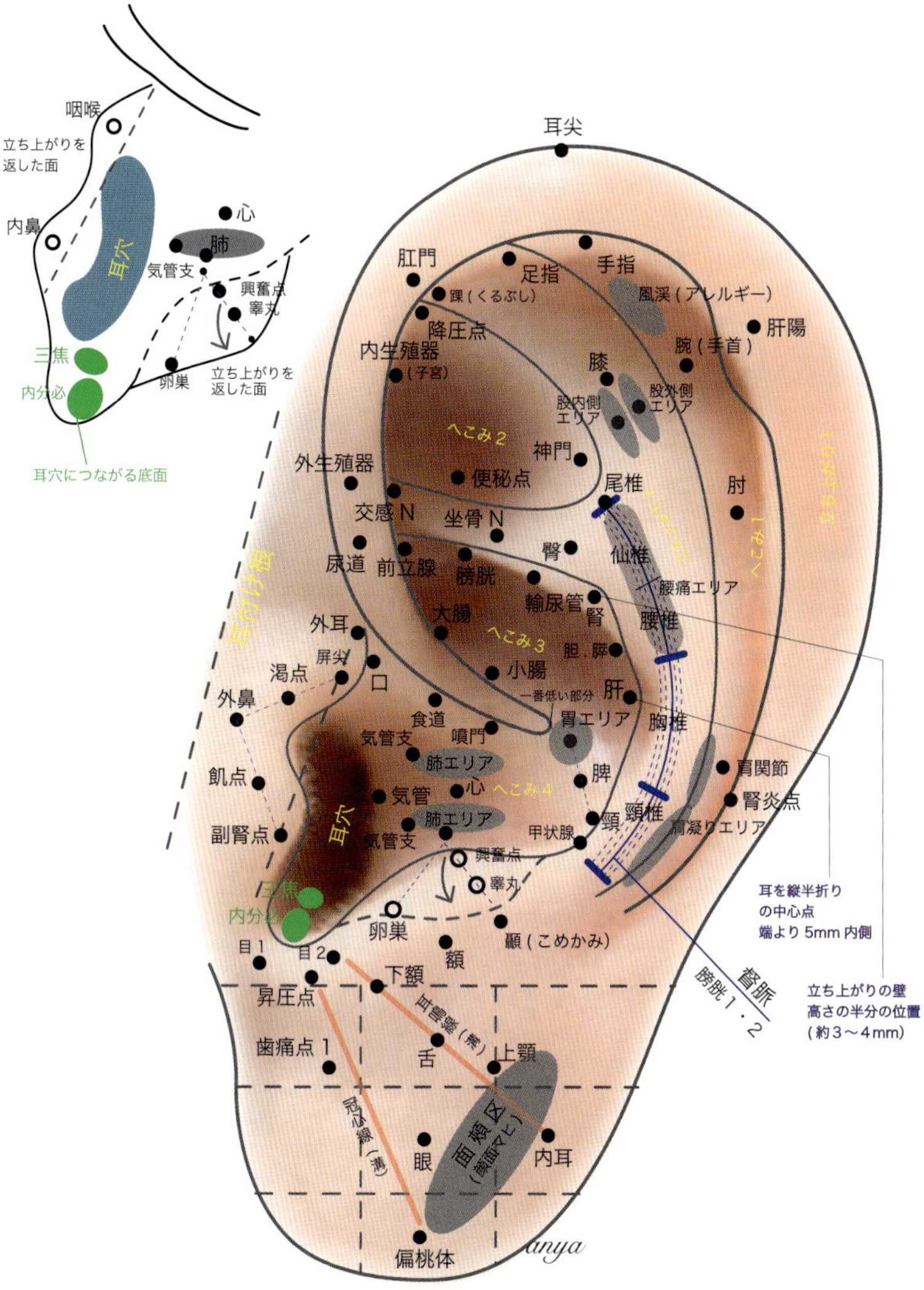
咽喉
立ち上がりを
返した面
内鼻
耳穴
心
肺
気管支
興奮点
睾丸
三焦
内分必
卵巣
立ち上がりを
返した面
耳穴につながる底面
耳尖
肛門
足指
手指
踝（くるぶし）
風渓（アレルギー）
肝陽
降圧点
内生殖器
（子宮）
腕（手首）
膝
股内側
エリア
股外側
エリア
へこみ 2
神門
外生殖器
便秘点
尾椎
肘
へこみ 1
交感 N
坐骨 N
臀
仙椎
耳付け根
尿道
前立腺
膀胱
腰痛エリア
輸尿管
腎
腰椎
外耳
大腸
へこみ 3
胆．膵
屏尖
渇点
口
小腸
外鼻
一番低い部分
肝
食道
胃エリア
胸椎
気管支
噴門
肺エリア
肩関節
飢点
心
へこみ 4
脾
気管
腎炎点
副腎点
耳穴
肺エリア
頸
頸椎
肩凝りエリア
気管支
甲状腺
興奮点
睾丸
耳を縦半折り
の中心点
端より 5mm 内側
三焦
内分必
卵巣
顳（こめかみ）
目 1
目 2
額
下顎
督脈
膀胱 1・2
立ち上がりの壁
高さの半分の位置
（約 3～4mm）
昇圧点
耳背溝（溝）
舌
上顎
歯痛点 1
冠心線（溝）
面頬区
（顔面マヒ）
内耳
眼
偏桃体
anya

耳ツボ図解

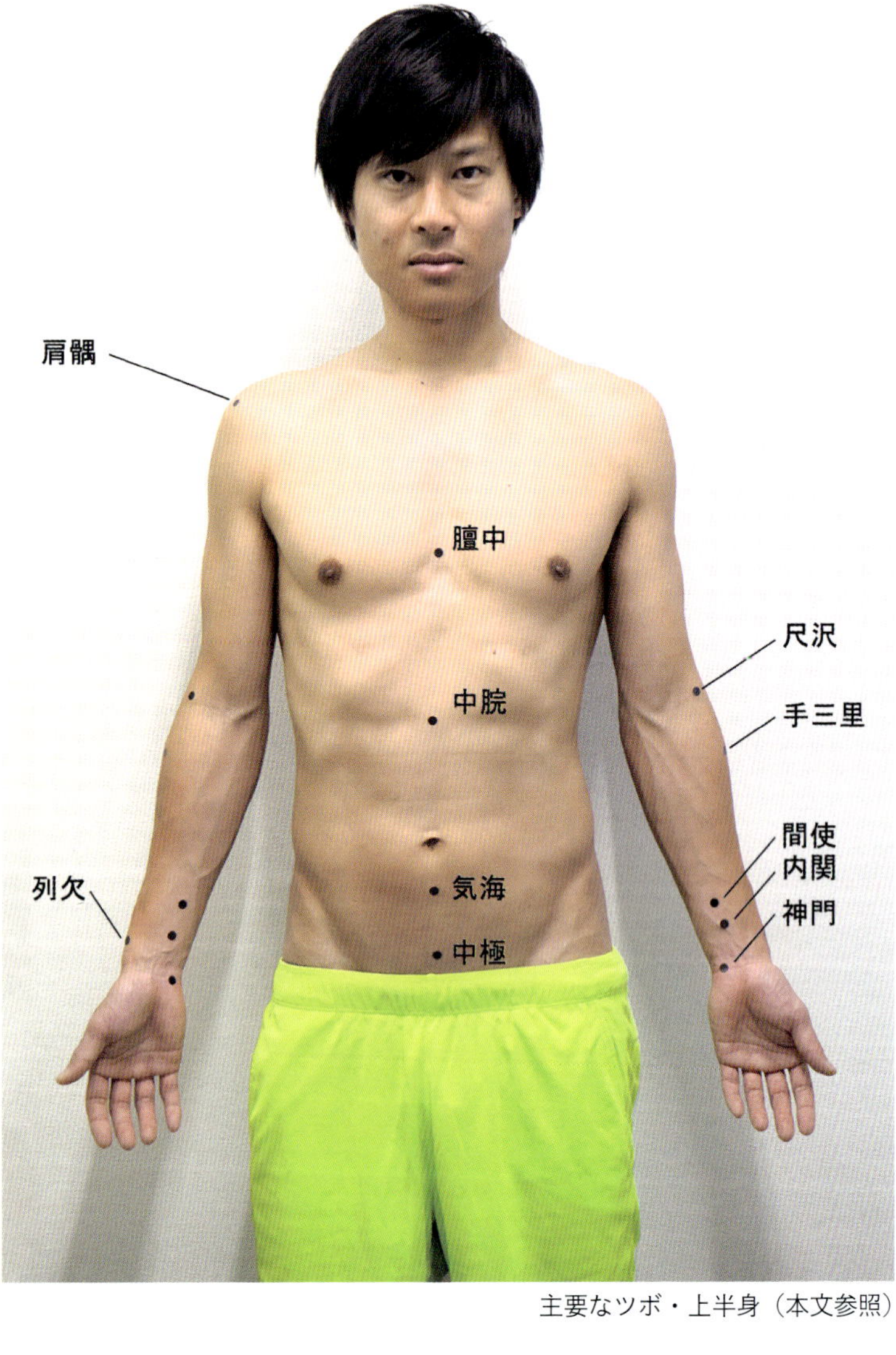

主要なツボ・上半身（本文参照）

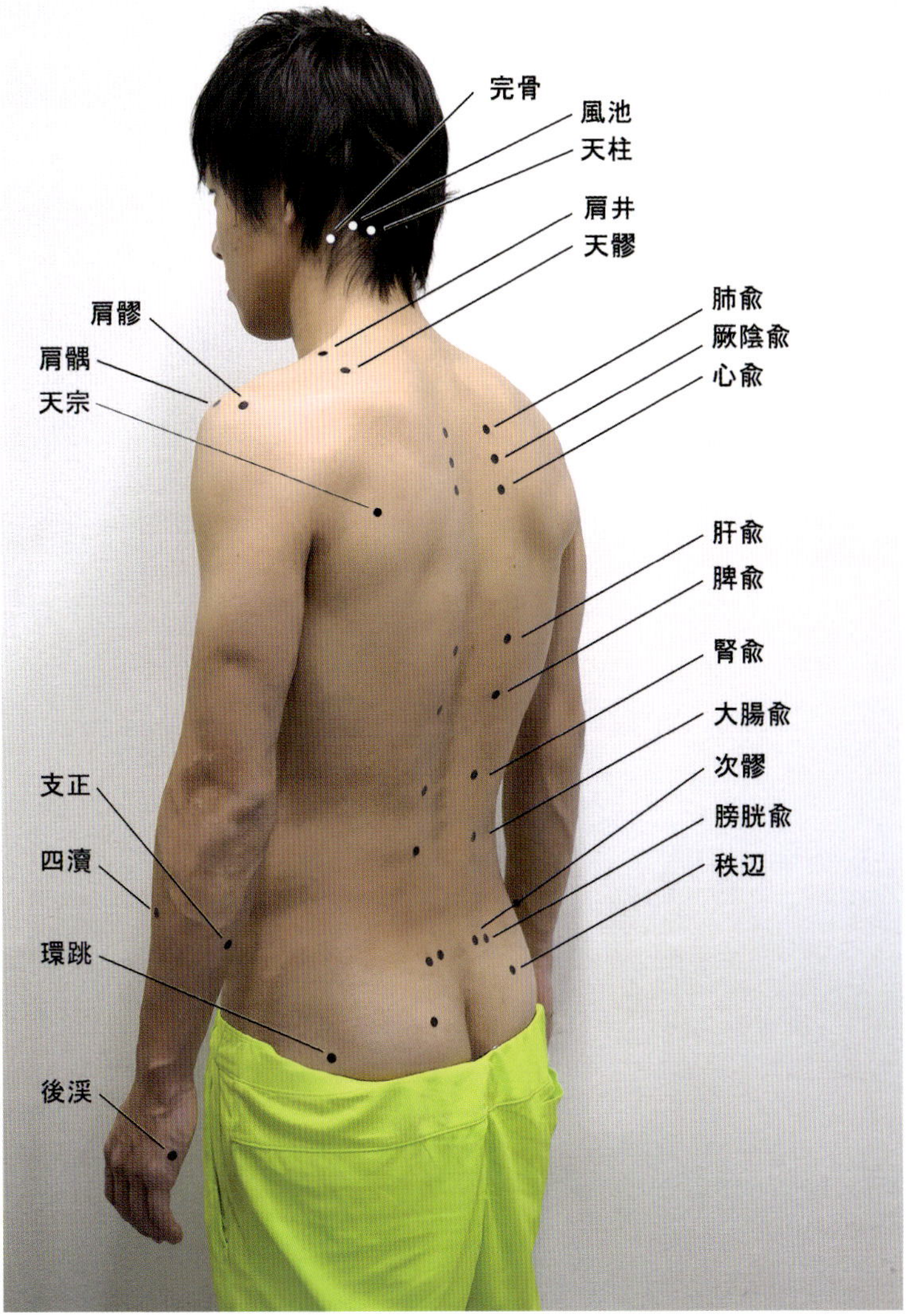
完骨
風池
天柱
肩井
天髎
肩髎
肩髃
天宗
肺兪
厥陰兪
心兪
肝兪
脾兪
腎兪
大腸兪
次髎
膀胱兪
秩辺
支正
四瀆
環跳
後渓

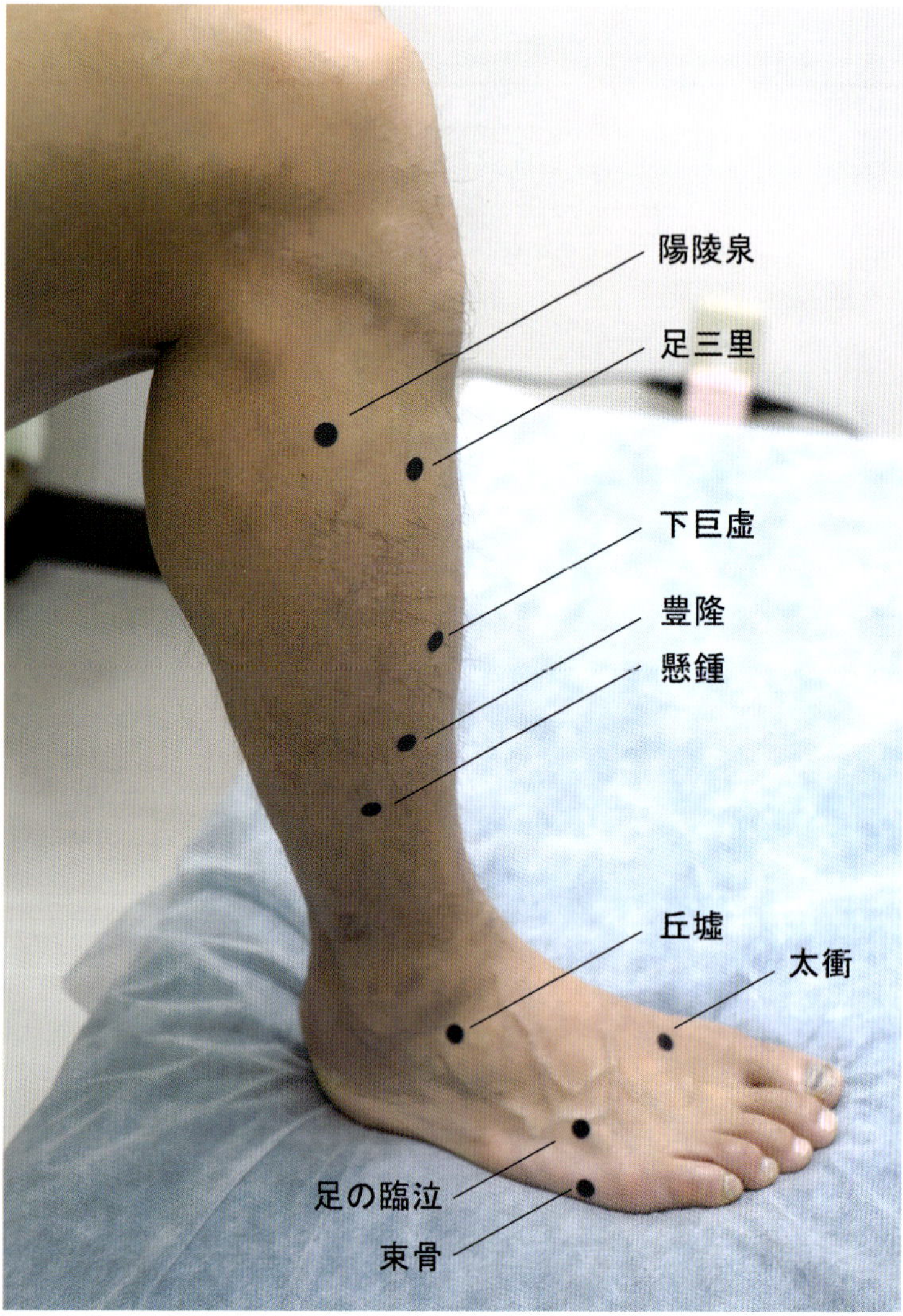

主要なツボ・下半身（本文参照）

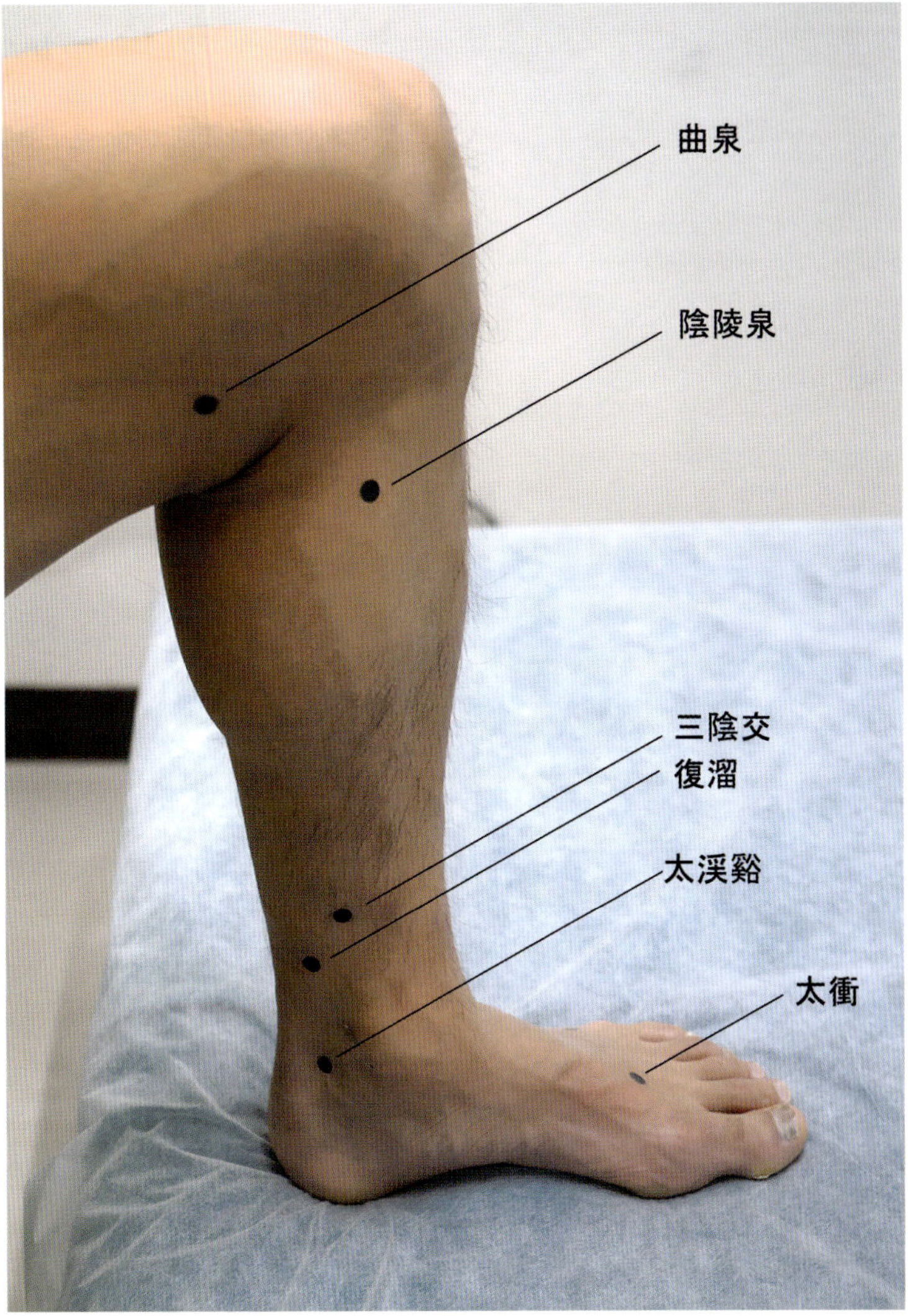
曲泉
陰陵泉
三陰交
復溜
太渓谿
太衝

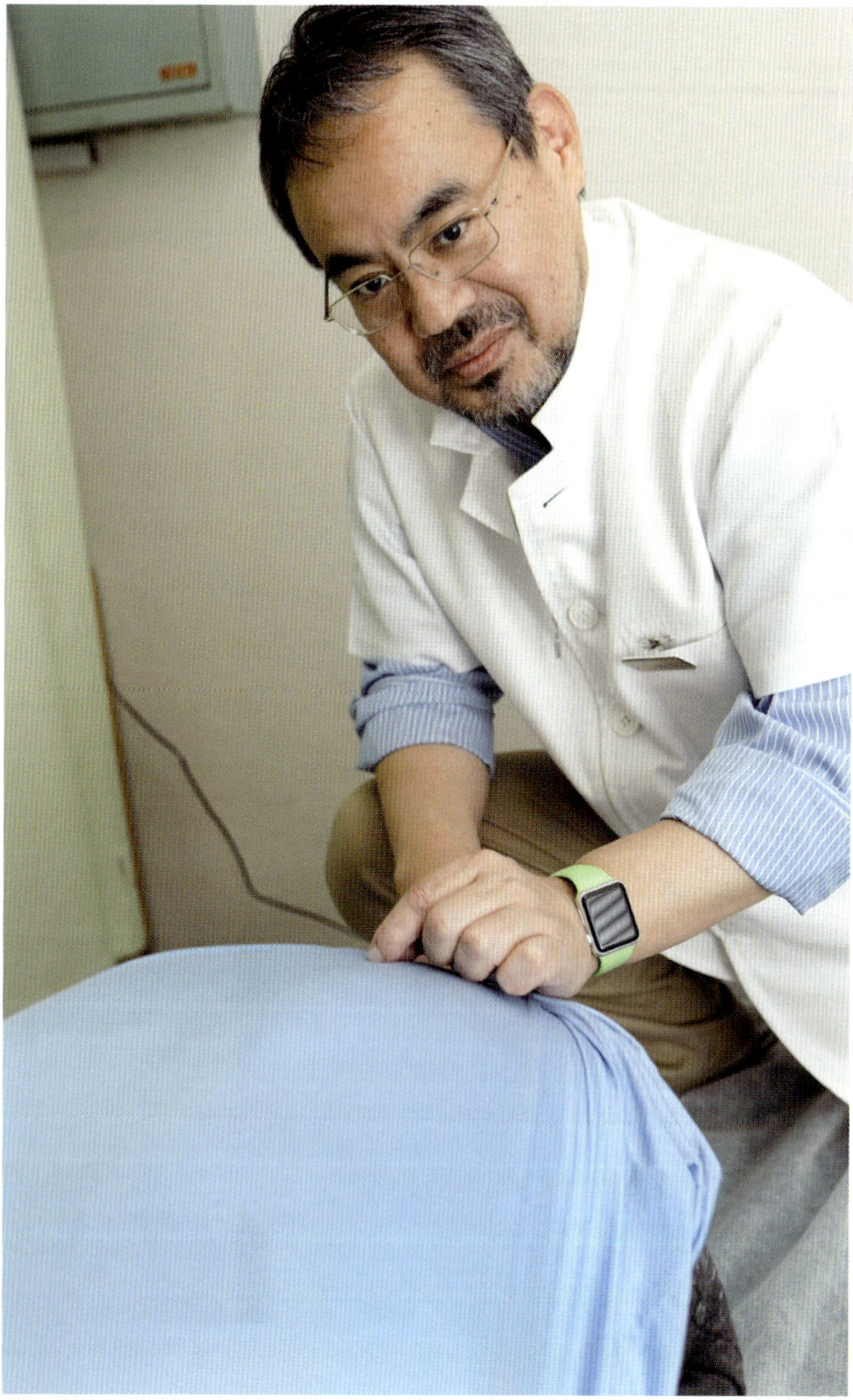

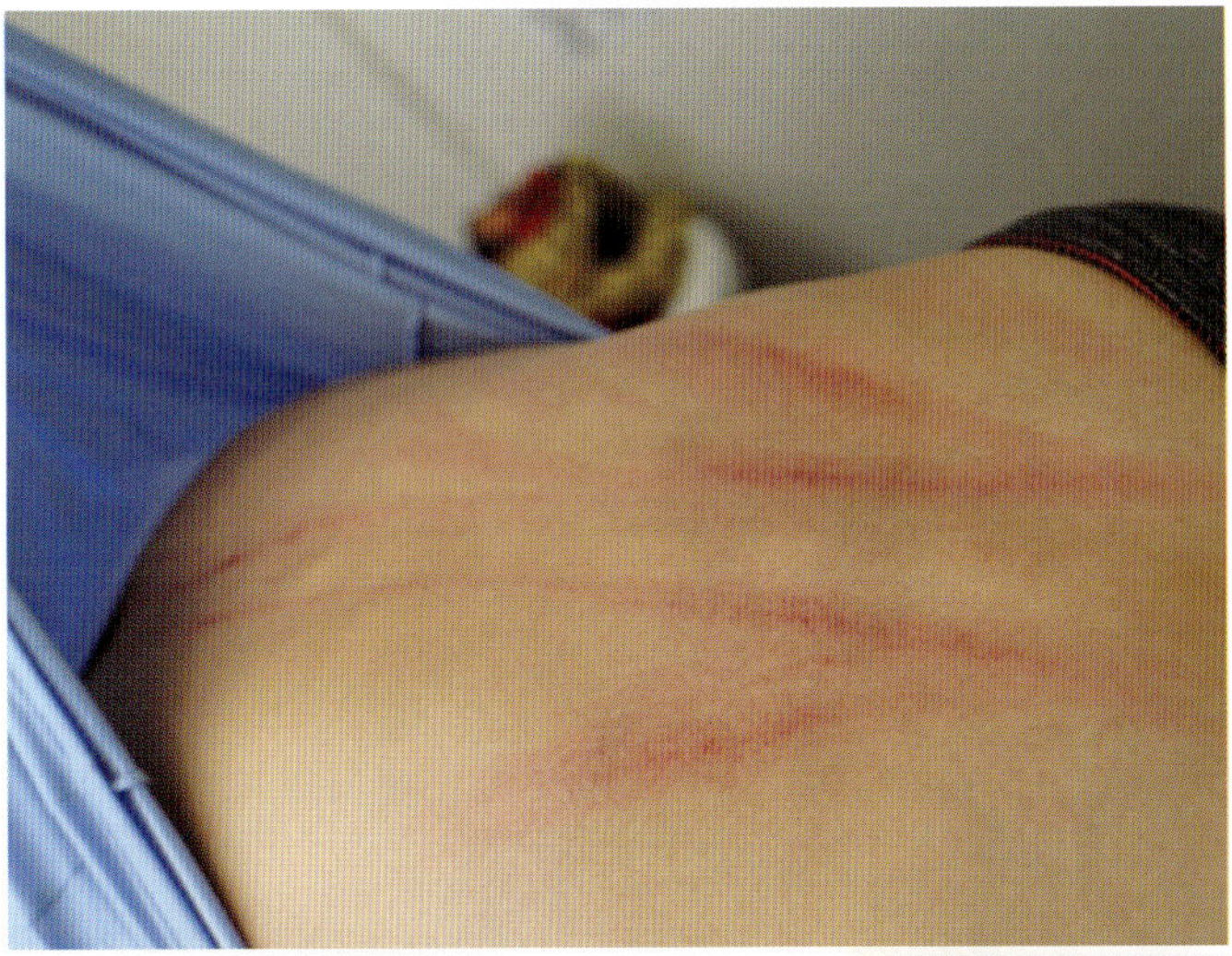

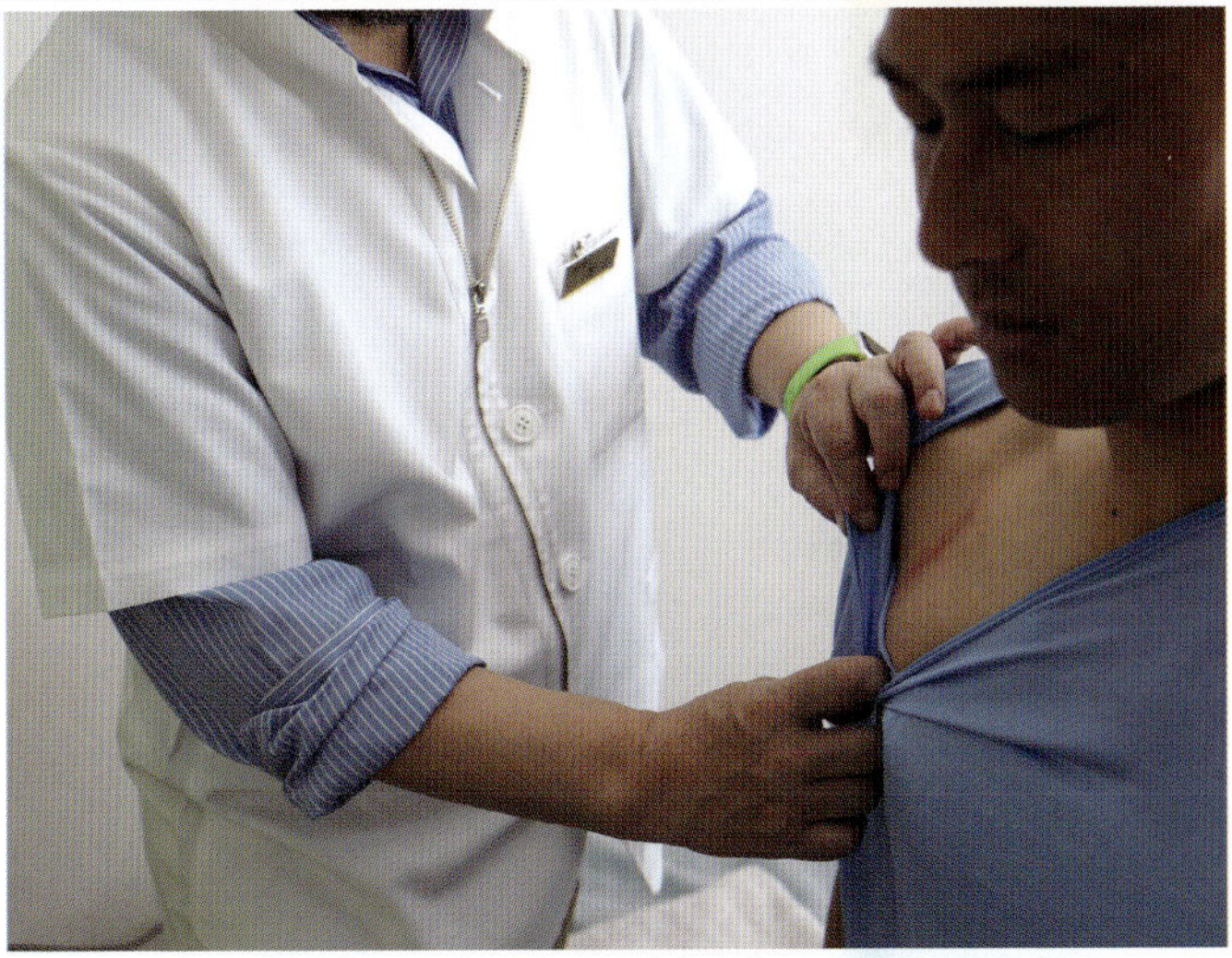

爪を短く切り、指腹でシャツの上から皮膚を傷つけないように擦る。
マッサージ師の「強擦法」に該当する手技である。

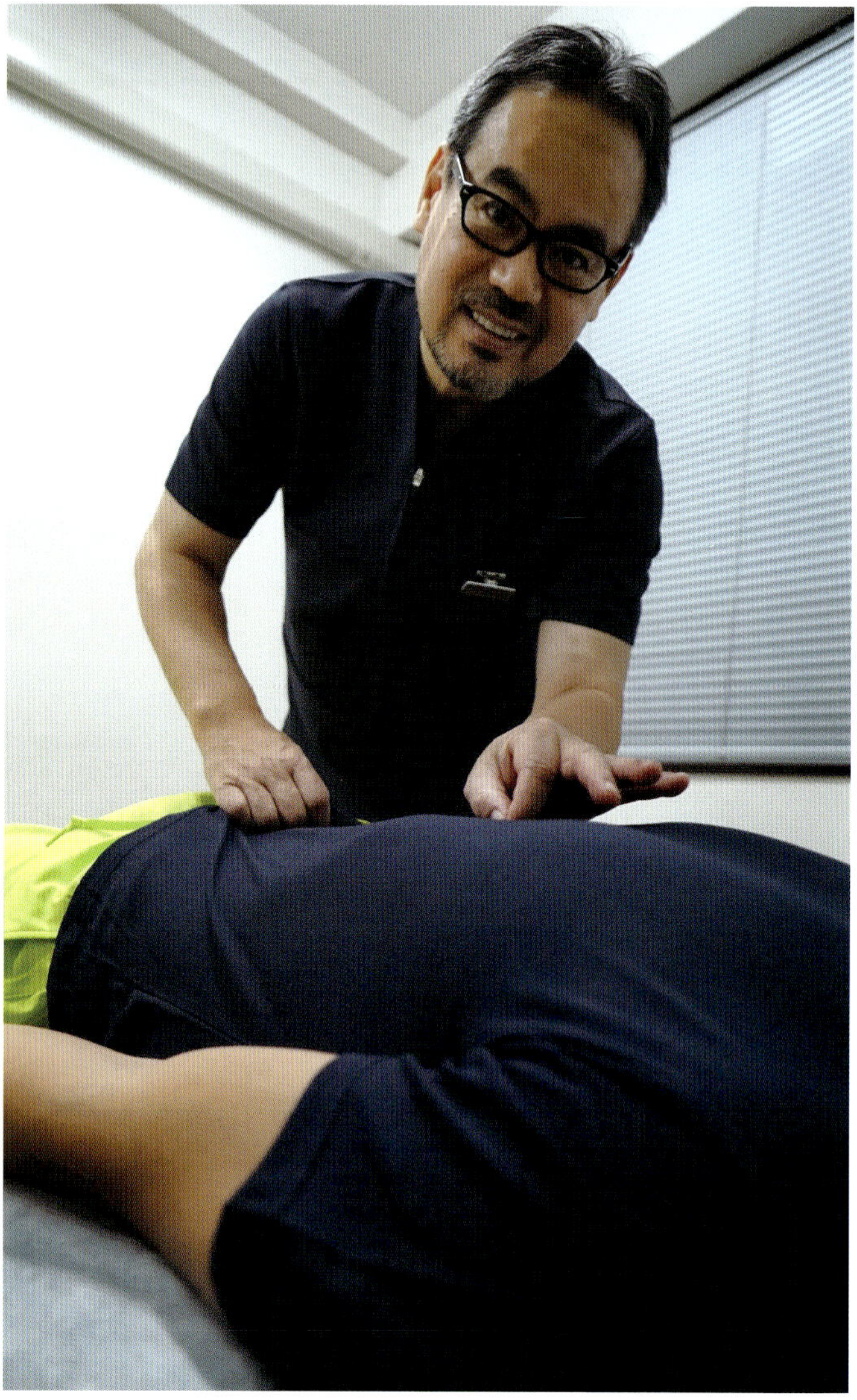

東洋医学と現代病

―生まれ変わった中医学―

序文

生存には競争が伴うことは周知の自然法則である。人間社会では、生存のために途方もなく大きな努力を重ね、進取の精神を持ち、奮闘し続けなければならない。これは競争であり、同時に進化でもある。人はその祖先の時代からこのような「人類の進化」のＤＮＡを持っていたのである。

全てのものごとの発展には表と裏、利と害の二面が存在する。競争が人間社会における科学の発展、経済の高度化を促し、人々の生活レベルを向上させたことは一種の進化である。その一方で、確かに競争は人間社会に進歩をもたらしたが、同時にかつてなかったような様々な当惑や痛手ももたらした。

人間は社会が絶えず進歩することを願い、より激しい競争を迫る。競争が激しくなればなるほど、その強度も高まる。人間の正常な生活リズムは社会の激しい競争によって乱される。競争に適応しようと、人々は生活のリズムを加速することを迫られることは、生活のオン・オフが乱れ、体内時計の正しい運針に反する。不規則な生活リズムは情緒の不安定（不安、イライラ、落ち込み）、睡眠不足、慢性疲労、栄養の偏り（偏食）、栄養過多（食事バランスや食習慣の不適、暴飲暴食）、運動不足などを招きやすい。また、経済や科学の発展は、身近にあふれる化学物質（化学合成薬、農薬、添加剤、ホルモン剤、防腐剤、重金属など）、排気ガス（自動車の排気、工場排気など）、PM2.5、騒音、電磁波（携帯電話、パソコン）の放射など生存環境の汚染という副作用をもたらした。環境汚染、競争によるプレッシャー、生活習慣の変化は人間の体内の神経系、内分泌系、免疫系、消化器系、心臓・脳血管系などに極めて大きな害をもたらす。これまで主に栄養不良、過度な肉体労働、さまざまな急性・慢性の伝染病、或は薬が足りないなどの理由でもたらされてきた疾患の原因は、もうかなり前から変化してきていたということができる。

上記のさまざまな原因によって、現代人のからだには根本的な変化が起き、これに伴い「疾患スペクトラム」も変化している。例えば、肥満症、脂肪肝、糖尿病、高血圧、高脂血症、高尿酸血症、頸椎・腰椎退行変性、慢性疲労症候群、うつ病、不安障害、不眠症、認知障害、老人性認知症、花粉症、ラクナ梗塞、耳鳴り・難聴、エイズ、多嚢胞性卵巣症候群、月経不調、排卵障害、精子無力症、骨粗しょう症などが現代人によくみられる疾患である。

「半健康」は現代社会におけるホットな話題であり、現代人の身体状況に関するWHOのレポートにも「健康な人はたった5.5％程度、病気の状態にある人もわずか19・5％で、半健康に属する人が75％を占める」というものがある。半健康な人が75％を占める根本的な原因は上述した社会における競争の激しさ、生存環境の汚染、生活リズムの変化と密接な関係がある。

今日の現代医療における方法とレベルを以てしても、未だ現代人の「疾患スペクトラム」に対する総合的かつ有効な治療法にはなっていない。特に、日々増加する半健康な人々に対して現代医療は明らかに無策であるのに、患者の方は、手当たり次第、医者に診せようとする。頭の痛い社会問題であり、かつ医療問題である。

生活レベルの向上により、今日人々は如何にして自分の心身の健康を維持するかについてますます関心を高めている。今後、医療サービスを受ける人の中には、病を患った患者だけでなく、相当数の、「見た目は健康そうな人」が増えていくだろう。診療を求める人も、今までのような身体の欠陥やどこかの器官に苦痛がある患者だけでなく、生活指導や心理カウンセリングなどを受け、QOL（生活の質）を大事にしたいという人々が増えていくだろう。

そして、医者が処方するのは薬局で出す処方薬だけでなく、如何にしてＱＯＬを向上させるかという処方的意見になっていくだろう。

本書『東洋医学と現代病―生まれ変わった中医学―』は、空腹の時代の医学から飽食の時代の医学へと発想を転換して、東洋医学の教育制度、東洋医学の医療の現状、社会制度、古代人と現代人の身体状況と疾患の種類における違いなどの角度から、現代の漢方薬、鍼灸、按摩、指圧、マッサージなど具体的な応用における数多くの問題に対して詳細な分析を行い、現代人の体質に変異をもたらし、疾患スペクトラムを変化させた様々な内的、外的要素について論述している。そして、今日のこのような社会状況に対し、伝統的な東洋医学、漢方医学、現代医学、リハビリテーション医学の理論をもとに、伝統的な自然療法と中国の道家における（内功、導引、飲食、起居）など、自己の生活方式の中の悪い習慣を改善していく「養生方術」を組み合わせたものを用い、現代人のからだの機能障害を除去または軽減し、人体内部の失われたバランスを補修または取り戻し、悪い生活習慣を改善し、からだのさまざまな機能を高めることを試みた。更に、心身の健康維持と半健康の予防と治療のために、読者、特に東洋医学の臨床に携わる方々に、簡単で使いやすい一連の治療・養生法（生活習慣の改善、仙人修行功、頭皮と手の甲のツボ刺激療法、手足のツボ刺激療法など）を紹介している。
本書の出版は、人々の心身の健康維持、悪しき生活習慣の改善、半健康の是正、疾患スペクトラムの治療などに大きく寄与するであろう。

中国上海中医薬大学　教授　何　金森
２０１９・01・01上海

九章　適応疾患

白川式頭皮鍼——口絵2
頭頂部——口絵3
側頭部——口絵4
白川式頭皮鍼・治療線図解——口絵6
手背鍼・治療線図解——口絵8
耳ツボ図解——口絵9
主要なツボ・上半身——口絵10
主要なツボ・下半身——口絵12
花山式調気マッサージ——口絵14

装丁・レイアウト　吉羽一之（グラフィックデザイナー）
写真撮影　沼尻としみ
口絵・白川式頭皮鍼イラスト作成　下地里奈（鍼灸・マッサージ師）
口絵・耳ツボ イラスト作成　俵藤アヤ（鍼灸師）
カバーモデル　石川順一（共同ネットワーク株式会社・代表取締役社長）

はじめに

ノーベル医学・生理学賞を受賞された本庶佑博士は、受賞記者会見で、「一番重要なのは、不思議だな、という心を大切にすること。教科書に書いてあることを信じない。常に疑いを持って本当はどうなんだろうという心を大切にする」と述べられた。

私は「自分が正しいと信じてきた真実や常識を疑うことから変革と前進を掴み取ることができる。そのきっかけを掴んだら、行き着くところまで追っかけることが大事である。」と信じてきた。以前から、古典を基礎にして書かれている東洋医学の教科書は、現代の時代状況に対応できなくなっているのではないかと思っていた。

現代病のほとんどは生活習慣病であり、その原因は飲み過ぎ、食べ過ぎ、薬害、様々な有害な化学物質、ストレス、運動不足、睡眠不足、パソコン、スマホのやり過ぎ等である。古典の時代や戦後の貧しかった時代には、現代、見られるような生活習慣病はなかった。

古典に書かれている哲学や医学的原理は、時代を超えて現代においても、極めて有効である。また、時代状況に影響されることが少ない感染症や運動器疾患等の治療においては、古典に書かれている内容は、現代においても有効性の高いものが多い。

しかし、生活習慣病を主とする現代病に対する治療において、現代病が存在していなかった数千年前の時代に書かれた古典を基礎にして、戦後の貧しかった時代に確立した治療法によって、現代においても実際の治療が行われているのが一般的である。このような治療法は現代病の治療においては無理があり誤治につながる可能性が大きい。現代病の実際的な治療法に関しては時代状況の変化に対応して、古典に書かれている治療法とは自ずと異なる創造的で柔軟な治療法でなければならない。

このような現代病に対応した効果的で体系化された治療法は現在のところ存在しない。実際の東洋医学の医療の現場においては、現代病に関する治療効果が薄いか、誤治になっているケースが多いので、東洋医学の国民的信頼が低下しつつある。

さて、この問題とは別に、東洋医学の教育制度や社会制度上の地位は、本来的にあるべき姿からすると、あまりにもお粗末な状態にあると言える。

漢方薬に関して言えば、大学の医学部や薬学部の学校教育の場で、漢方薬に関する正規の授業が一切行われていない。また、漢方薬に関する国家試験も資格制度も存在しない。

病院や薬局で保険適用されて漢方薬が販売されているが、医師や薬剤師の中で熱心に漢方の勉強をしている人もいるが、ほとんどの人は漢方薬に関しては素人同然である。

漢方薬には副作用がないと宣伝されてきたが、処方が正しければ西洋医学の薬のような副作用は少ないが、処方を間違えれば、蕁麻疹が出ることもあるし、深刻な副作用が出ることも常識的なことである。

さらに、漢方薬においても、現代病に対応した処方がほとんどの場合できていないので、誤治による副作用が驚くほど多い。漢方薬に関するこのような状況が、長年まかり通っていることが不思議でならない。

鍼灸の教育制度に関しては問題点が山ほどあるが、その問題点の第一は研修制度がないということである。医師の場合は、学校卒業後、２年間の研修期間があり、臨床への橋渡しになっている。鍼灸学校の教育は、国家試験のための予備校になっていると思われるような学校もある。

学校での鍼灸の実技の訓練内容のレベルや時間数は、患者の治療ができるようなレベルには、ほど遠い。しかも卒業後の臨床教育のための公的な研修制度は存在しない。

国家試験の学科テストに受かれば、患者を一度も治療したことのない鍼灸師が患者を治療することになる。そんなわけで、治療する側の鍼灸師は効果的な治療ができる自信など全くない。おっかなびっくりの状態で治療することになる。治療される側の患者も不安でたまったものでない。

さて按摩指圧マッサージも、鍼灸と同じくペーパーテストだけの国家試験がある。問題は教育制度にもあるが、それ以上に、その教育内容そのものに問題がある。

現代の学校教育の按摩指圧マッサージの基本的な手技は、戦後の高度経済成長が始まる前の貧しかった時代に確立したので、主として東洋医学の補法の手技が取り入れられている。その当時は、栄養不良で、重労働の時代であったので、ほとんどの人は、消耗して虚証傾向になっていた。手技も基本的には補法でよかった。

その時代に確立した補法中心の手技が、飲み過ぎ、食べ過ぎ、ストレス、運動不足、パソコン病等による実証の現代においても受け継がれている。

時代に適合しなくなった手技であっても、治療中は、ほどほどの気持ち良さがあるが、後から揉みおこしになり症状が悪化する場合もある。「私にはマッサージが合わない」と思われることもある。

東洋医学による医療の一般的な現場では、良い治療効果が期待できない状況にある。ここに、現代病・生活習慣病の治療法の一端を紹介する。

白川　徳仁

一章　認知症・生活習慣病の予防法と治療法

現代の認知症の原因は老化ではない

現代の認知症の病因は老化ではない。現代医学では、認知症はβアミロイド・タンパク質が脳に沈着して発症すると言われている。また、認知症は生活習慣病（癌、脳卒中、心筋梗塞、高血圧、動脈硬化症、糖尿病、肥満症等）になる原因と、ほぼ共通しているとも言われている。

高度経済成長期以前の食糧難で貧しかった時代には栄養不良や働き過ぎが主な原因で病気になった。このような時代では、ほとんどの老人は栄養不良や働き過ぎが原因で病気になったが、頭の方は、しっかりしていて一家の知恵袋であった。また、死ぬ前に遺言を言ってから死ぬということが一般的であった。

身体の方は厳しい生活環境のなかで衰弱し老化の進行も速く、現在の長寿時代と比較すると極めて短命であった。しかし、人間にとって最も大切である頭の方は、最後の最後まで大切に守られてクリアーな状態が保たれていた。したがって、大半の老人は、認知症になる前に死を迎えていた。

ところが、飽食の現代では、身体の方はほどほどに力があるが、頭の方は本格的な認知症という老人が多い。足取りは、しっかりしているので、遠くの方まで徘徊する認知症患者も大勢いる。

認知症になるのは老人だけでなく、中年でも生活習慣の不摂生の度が過ぎると、40歳代でも若年性のアルツハイマーになる人もいる。認知症は、身体が老化する速度よりも、はるかに速く発症し症状が進行する。

身体の方は、あれこれの病気になることはあっても、まだまだ、勢いがあるので、認知症になってからも長生きすることになる。

食べ過ぎ、飲み過ぎ、有害な化学物質、ストレス、運動不足、肩こり等により、全身にヘドロのような邪気（東洋医学でいう痰湿や瘀血）が、十年あるいは数十年かけて身体のあちらこちらに蓄積されて詰ると生活習慣病の原因になる。生活習慣病の原因となる痰湿や瘀血が脳に限度を超えて蓄積され詰まると認知症になる。

さらに、パソコンのやりすぎ等からくる頸肩の慢性的な凝りや運動不足、日常的なストレスが脳内の血液循環を悪化させて、認知症の発病を促進させることになる。

認知症の予防法

認知症になってからは、認知症の性質上、本人は認知症であるという自覚がはっきりしていないので、自らすすんで努力して治すということはむつかしくなる。

また、いったん発症すると、現代医学の現状では、認知症が治癒する可能性は、ほぼない。発病したら、その後は、死ぬまで誰かにお世話してもらうことになる。介護事業者や該当する施設に頼むにしても、すべてお任せというわけにはいかないので最終責任は家族にある。

その介護が長期に渡ることが多いので、個々の家族にとっては負担の限界をオーバーして深刻な事態になることが多い。

家族に負担をかけたくないと誰もが思うところであるが、他の病気と違って、認知症を発病すると、本人の意思に関わりなく家族に大変な負担をかけることになる。そうであるならば、認知症の予防に関しては早いうちから、先ず本人が真剣に取り組む必要がある。

認知症の前段階で、例えば、最近、極端にもの忘れがひどくなったというような兆候が自覚されるようになったら、本気になって自分自身が、その予防に取り組むようにすべきである。

「自分だけは大丈夫」と思っていても、実質的な数値では、後期高齢者のおよそ半数が、程度の差があるが、認知症を発病しているといわれている。発病するか、しないか、また、いつ発病するかについては自分にも他の誰にも分からない。

廻ってきてもらいたくない順番が自分にも、いつかは廻ってくる可能性が大きいということだけは間違いない。

認知症の原因である食べ過ぎ、飲み過ぎ、有害な化学物質、ストレス、運動不足、肩こり等の生活習慣を数十年間続けてきた結果として、認知症発症の適齢期とでも言える70歳代、80歳代になって認知症を発病する可能性が大になる。

認知症は、長年の日々の生活習慣の結果であるので、若い時から悪しき生活習慣を改めなければ、今は、若くて何の問題がなくても数十年後にはどうなるかわからない。自分自身が認知症を発症する可能性は大である。

認知症は老化現象で仕方がないというものではなく、明確な原因がある生活習慣病の範疇に入る現代病である。若い時から、しっかり自覚して日々の生活習慣に気を配ってゆけば、生活習慣病や認知症も予防できる。

また認知症の予防と治療は生活習慣を改めることが第一であるが、一部の新しい鍼灸や手技療法（マッサージ）で、積極的な予防と治療が行われている。

このような東洋医学では、認知症の病因病機、予防法、治療法、その効果については明らかになっているので、認知症の予防と初期段階での治療は極めて有効である。しかし、発病後、5年、10年と経過している場合は治療効果がないとは言えないが、本格的で、良好な治療結果を出すことは困難である。

ここでは、後編で、一般の人にもできるように、わかりやすい方法で頭と手足のツボや治療線を使った手技療法を紹介する。

飽食の時代と栄養不良の時代では、病気の原因や性質が異なる

戦後の食糧難の時代は、ほとんどの人は栄養不良の下での働き過ぎが病気になる主要な原因であった。この時期だけでなく、有史以来、人類は深刻な飢饉を繰り返しながら貧しい時代を病気と闘いながら生き伸びてきた。

東洋医学は、このような時代を背景にした病気との闘いに一定の歴史的貢献をしてきた。この意味で、東洋医学の歴史的な役割に対しては評価されるべきである。

現代の日本では、約半世紀ほど前から食べ過ぎ、飲み過ぎ、薬害、有害な化学物質、運動不足、パソコン、スマホのやりすぎ、またストレスが原因の病気になるようになってきた。このようなことは人類史上、初めての経験であったので急激な社会経済状況の変化に適応できなかった。西洋医学界や製薬業界、漢方薬、鍼灸、按摩指圧マッサージ業界等のすべての医学関係業界は頭の切り替えが上手くできなった。

飽食の時代になってからも、食糧難の空腹の時代と同様に、不足しているもの、衰えたものを補うという対応を、ずるずると続ける傾向があった。

しかし現在では、西洋医学の業界、大部分の製薬業界は、治療効果においては問題点もあるが、時代状況の変化に適合した対応が、ほぼできるようになっている。現代の病気の大部分を生活習慣病、現代病という捉え方で、的確に対応している。

一方、東洋医学の漢方、鍼灸、按摩指圧マッサージ業界は、そのルーツからすると、数千年の歴史がある老舗ということもあって、その歴史的遺産を忠実に守ろうとする傾向が強いことから、これまでの歴史的に積み上げてきた理論や経験にこだわることになる。古典そのもの、あるいは古典のポイントを抜粋して作られたものが教科書になっている。これは東洋医学の歴史教育としては必要なことであり問題はない。

しかし、当然のことながら、現代病に対応する的確な治療法は、そこには書かれていない。教科書に書かれている内容は、数千年前の古代の歴史状況を前提としている。古典に書かれている哲学や医学の基礎理論は現代人の目で見ても驚くべき優れた内容であり、現代においても、その哲学や原理の大半は有効なものである。

問題は、古代の時代状況と現代の状況は、あまりにも大きく異なっているので現代病の時代背景を考慮し、その具体的な症状に即して病因病機を慎重に考えて治療する必要がある。時代に関わりない、例えば、捻挫や風邪引きのようなものは、そのままの治療法で問題はないが、時代状況を反映する生活習慣病、現代病というようなものは、古典に書かれていることを、そのまま適応することは誤治になる恐れがある。

さて数千年前に書かれた東洋医学の古典の哲学・原理や治療経験を参考にしながら、現代の時代状況を反映している現代病に対しては、古典の内容を創造的に適応して治療効果を出して行くのが新しい東洋医学である。

しかし、東洋医学の古典を熱心に勉強してきた専門家と言われる人ほど、現代の時代状況に対応できていない人が多い。古典の時代には存在しなかった現代病に対しても、古典の治療法をそのまま踏襲しているので、逆療法になって症状を悪化させていることがしばしばみられる。

また新しい東洋医学は古典の哲学や原理を基礎にしているので古典派であるが、古典の原理をしっかりと踏まえながら、大胆かつ、創造的に現代の状況に対応した新しい診断法や治療法を開発して治療を行っている。

新しい東洋医学は誕生して間もない、ほんの一握りの存在である。

しかし、大多数の東洋医学の専門家とのギャップが強くなってきつつある。このギャップに伴う軋轢は、今は静かではあるが大転換期の前夜であることを予感させる。

歴史的価値がある古典に書かれている一字、一句を大切に守ることについて異論はないが、臨床の現場においては、それ自体が自己目的でもなければ、決定的に大切なことでもない。

大切なことは、現実に日々、現代病に苦しんでいる患者のために、古典に書かれている哲学、原理、経験を、古典の時代と現代との時代状況のギャップを踏まえた上で、現代病の治療のために古典を現代に創造的に適応させて治療し、患者さんに喜ばれるような結果を出してゆくことが何よりも大切である。

現代医学と新しい東洋医学は、認知症や鬱病、生活習慣病の原因については、医学体系の違いがあるので表現方法は異なるが、基礎認識は、かなり共通している。新しい東洋医学は、認知症、鬱病、生活習慣病一般に対する明確な予防法と治療法を持っている。また、このような疾患は得意分野でもある。

東洋医学と現代医学とは、歴史や医学原理が異なるので、現代医学にとって不得意な疾患であっても、東洋医学にとっては得意な病気ということが多い。もちろん、その反対の場合もある。

その具体的な疾患として、認知症や鬱病、アレルギー性の疾患等の治療法では、現代医学は将来的には有望であるかも知れないが、今のところ有効な治療法は確立されていない。しかし、予防法に関しては、すでに様々な提言がされていて一定の予防効果も挙げているので参考にすることができる。

二章　東洋医学界の現状

鍼灸業界の現状と問題点

東洋医学界の大勢は、現代の状況に対応する歴史的転換ができていない。

ちなみに、中国の中医学界は、すでに歴史的転換を遂げている。中国は、飢え死にするほど貧しかった時代から、爆食の時代へと急激な変化を遂げたので、中医学界においても、時代の変化に適応する必要に迫られて、中医学の大転換が完了しつつある。

中医学の分野においては、中国の分家に相当するアメリカも転換した。アメリカは、元々、転換して当たり前の飽食の時代であったのだから、転換することに多少の戸惑いがあっても躊躇することはなかった。

「日本の東洋医学界は、江戸時代からの鎖国状態が今も続いているかのように見える。中国、アメリカ、韓国等の外の世界の変化が見えないのか、見たくないのか、かたくなに歴史的転換を拒んでいるようにみえる。

鍼灸での認知症の治療に関して言えば、貧しくて短命であった時代は、老化現象（腎虚証による脳の髄海不足）によって認知症になると考えられていた。このような時代の治療は、腎と髄海の衰えと不足を、いかにして補うかが主要な問題であった。不足しているものを補うという治療法（補法）は、このような時代状況に適合したものであり治療効果も良かった。

現代においても、時代状況の変化に対応した頭の根本的な切り替えができないままで、認知症の治療は古典の考えに沿って、補法にすることに疑問を持たないのが東洋医学界においては多数派である。

しかし、現代の老人は栄養が足り過ぎるほど十分に足りているので、生命の根源である先天の気（腎）を後天の気（脾胃）が十分すぎるほど補充しているので、現代では90歳くらいまで生きるのは普通になってきた。

老化に伴う衰えや不足の問題もあることはあるが、それが認知症の主要な原因ではない。現代病である認知症の主要な問題点は、食べ過ぎ、飲み過ぎ有害な化学物質、ストレス、運動不足、肩こり等によって作り出された痰湿や瘀血という邪気によって脳が詰まっていることである。

先ずは、このような邪気による詰まりを取り除く瀉法（脳内にヘドロのように滞留している痰湿や瘀血などのゴミを大掃除してクリーンにすること）が有効な治療法である。

もし、間違えて補法をした場合は、邪気による詰まりを一層、悪化させて、さらに、認知症を進行させることにもなりかねない。

また、瀉法の治療後、老化に伴う衰えや不足が問題として出てきた場合は、その時点で、それをしっかり補えばよい。（先瀉後補）

また、邪気と老化による衰えや不足との関係で、いずれがより主要な問題になっているか、どちらとも言えないようであれば、平衡法（過不足を調節する手技）がよい。

現代は、飽食の時代であり栄養不足も考えにくいにもかかわらず、不妊症で悩んでいる人は驚くほど多い。貧しかった時代には、貧乏人の子沢山と言われていた。

また、戦後の食糧難の大変な時期であっても、ベビーブームになったことを考えると、不妊症は栄養が足りていないことで不妊症になるということは理論的にはあり得るが、事実は相当程度の栄養不良であっても、不妊症の原因にはならないことを物語っている。

しかし、現在においても、一般的には不妊症の主な原因は何かが不足している虚証であると考えられている。

東洋医学では生殖と関係が深い臓器は腎と肝である。それで、腎精不足、腎陽虚による冷え性、肝血虚などによる血の不足等が主な原因で不妊症になると考えられている。それで、お灸をして腎陽虚証による冷え性を、また、鍼治療で肝腎の不足に対する補法をしている。

漢方薬も同様に、補法の薬を中心にして治療している場合が多い。このような治療法は、古代において、また、栄養不良で貧しかった時代には、このような治療法は有効であった。現代において、このような治療をすることは、数％の先天的な虚証タイプの人や深刻な慢性病による虚証タイプの人はいるので、その人には有効であるが、不妊症患者の90％以上の人は実証タイプであるので、全くの逆療法になる。

このような治療を続けると、気血の流れが、もっと詰まって、やがて本格的な不妊症になる恐れがある。

現代の不妊症の主要な原因は、ストレスからくる肝気鬱結による気滞血瘀であり、また、飲み過ぎ、食べ過ぎによる痰湿の詰まりであり、運動不足による瘀血である。言い換えれば、生活習慣病の原因と同じである。

これらの理由で起こった血流の詰まりによって、卵巣や子宮に栄養が届きにくくなる。そうなると卵巣が委縮して勢いのない卵子になったり、あるいは生理が止まったり、また子宮に血が届きにくくなって流産しやすくなったり、卵管が詰まったりする。

現代の不妊症の大半の原因は、何かが不足して起こる虚証ではなく、何かが詰まって気血が流れなくなって起こる実証であるが、表面的な症状は、気血の流れが悪くなると、結果的には気血が不足しているように見える。

また、温める力が弱いというのではなく、気血が巡らないので結果的に冷え性になる。虚実、寒熱の判定を間違わないようにしなければいけない。

不妊症も、特別に変わった理由からなるのではなく、生活習慣病になる原因とほぼ共通しているといえる。

東洋医学では、不妊症の治療は鍼治療で、肝気欝結等による詰まりを通すような治療をする。すると、比較的簡単におめでたになることが多い。

自分自身で飲み過ぎ、食べ過ぎ、ストレス、運動不足に気を付けて、自分でできる手技療法をすることが不妊症の治療になる。

また、寒がりや冷え性は、何かが不足してなるのではなく、全身あるいは下半身の気血の流れが肝気欝結などによって滞って温めることができなくなって起こる実証タイプである。また、ストレスによる肝気欝血や食べ過ぎで、（脾の昇清作用と胃の降濁作用が阻まれる痰湿中阻になる）と、脳に栄養が届かなくなり、同時に、ヘドロのようなゴミが脳に滞留して、頭がふらふらする、無気力、嗜眠傾向、朝、起きるのがつらい低血圧になることもある。

教科書では、古典を中心にして書かれているので、このような症状がある人は、虚証タイプになる。現代では、このようなタイプは、肝気欝結や痰湿中祖による実証のシンボルになる。治療は瀉法になる。

現代に、古典の教科書の使い方を間違えると、問題を引き起こしかねないので注意を要する。

また、ストレスが主な理由で肝気上逆して冷えのぼせになることがよくある。また、生理前には、陰陽のバランスが崩れて、冷えのぼせがさらに悪化することがあり、偏頭痛になることがある。冷えのぼせは、気が急激に上昇することによって頭が熱っぽくなり、足が冷える実証タイプである。足が冷えるからと言って、補法やお灸をすると、足の冷えは改善しないままで、頭が一層のぼせるようになる。このような場合の治療は瀉法にすべきである。虚証タイプの全身的な寒がり（腎陽虚証）の場合は、補法やお灸をすることが治療上、必要なことである。全身的な冷え性の中には、強い肝気鬱結による気血の詰りによって、全身的詰りによる実証タイプの全身的冷え性もある。

冷え性と冷えのぼせは、虚証と実証の違いがあるので明確に区別しなければならない。しかし、大半の鍼灸院は、虚実の判定をまちがえて臨床上、大半である実証の冷えのぼせタイプを虚証の冷え性タイプとしてお灸をしている。

この誤治による被害は、かなり一般化している。このケースは、ほんの一部で、虚実の診断を間違えている事例は、あまりにも多すぎる。鍼灸院は痛そう、怖そうというだけでなく、これが、敬遠される大きな理由になっている。

鍼灸業界の最大の問題点は、臨床訓練をする場がどこにもないこと、また、研修制度もないということである。

鍼灸学校では、実技の時間があるが、それは、鍼の操作をする訓練や学生同士で刺鍼する練習が中心で、実際の患者に対して、診断して治療するという実践的な訓練をすることはない。3年間の授業のほとんどは座学が中心であり、卒業後の研修制度もない。国家試験は学科試験だけである。それに合格すれば、免許が取得できて鍼灸院を開業することができる。また、就職して患者の治療ができるようになる。

ところが、治療する側の鍼灸師は実際に患者の治療をした経験が一度もないままで治療しても結構ですよと言われても、どのようにして治療すればよいのかと戸惑うばかりである。また、実際まともな治療ができるわけがないというのが正直なところである。

ツボの位置は、この付近という教育が行われているが、ツボの位置を1ミリの誤差で正確な刺鍼ができるようになるまで訓練された鍼灸師はいない。ツボを使って治療するのなら、ツボの位置くらいは正確にわかるように訓練するべきである。

一方、治療される側の患者からすると、患者を一度も治療したことのない鍼灸師に治療されるのだから、恐ろしさや不安でいっぱいになっても不思議ではない。

医者の場合は、2年間の研修制度があって、治療ができるようになんとかなる。もし、医者の研修制度がなかったら、治療する側の医者も不安で困るけれど、患者にとっては恐怖以外の何物でもない。研修制度は、医者だけに必要なのではなく、常識的に考えても、鍼灸師にも絶対に必要なものである。

このような現状の中で、低レベルの先生が金儲け主義の高額の研修をしているところもある。

使い物にならない鍼灸師が毎年、大量生産されているのが現状である。実際に、免許を取得してから数か月ほどしたら、将来の見込みがないと判断して、足を洗って他の業種に転換する人が出始める。一年もしないうちに、半数以上の人は鍼灸師の仕事を辞めてゆく。数年、経ったら残っている人は例外的な存在になる。

治療能力が身についていない鍼灸師を量産する必要性は現状では全くない。必要なことは、患者の要望に応えられる本格的な医学レベルの治療家としての鍼灸師を養成する制度をつくることである。

按摩指圧マッサージの現状と問題点

按摩指圧の手技の基本型は伝統的なものが大半を占めている。一昔前の虚証タイプの人が多かった時代に見合った補法の手技が基本になっている。このような手技は現代の実証タイプの人には合わない手技の体系になっている。

按摩指圧マッサージをやってもらっている間は気持ち良かったが、後から、揉み起こして痛くなったという話を耳にすることがよくある。これは、ほとんどの場合、学校で習った通りにまじめにやったからである。

学校で教える手技のほとんどは、自覚していないかもしれないが、結果的には補法の手技になっている。

例えば、押すか引くかで言えば、押すのが補法、引くのは瀉法である。押すことはあっても、引くことはしない。引く手技があることも知らないし、どうすればよいのかもわからないかもしれない。

背中を上から下に向かって順に手技をしてゆくのは、補瀉迎随（経絡の気の流れに従うのが補法、逆らうのが瀉法）でいえば補法である。足の方から順に上方に向かって、腰、背中、頚部へ手技をしてゆくのは瀉法である。

背中を遠心性の外回りに（前面は内回しに）手技をするのは補法になるが、ほとんどの場合、補法になっている。現代の患者さんの大半は実証タイプであるにもかかわらず、何重にも、補法の手技を一律にしているのだから、逆療法をしてもみおこしになって、治療後、症状が悪化する可能性が大きいといえる。

現代において、求められている手技は、現在行われている手技と全く反対の瀉法の手技である。瀉法の手技で治療すると、気持ちが良いというだけでなく、その治療効果は目を見張るものがある。

この手技は、慰安のためではなく、あらゆる疾患に対応できる治療体系になっている。日常的な悩みの種でもある肩こり、腰痛から認知症、不妊症をはじめ、生活習慣病全般、さらに美容まで広範囲の疾患に医学レベルの対応ができる手技療法である。

按摩指圧マッサージは、ほとんど問診、脈診、舌診、経絡診等の診断をすることはない。たいていは、先ず、うつ向けに寝かせて首から腰に向かって順に、誰に対してもパターン化されたほぼ一律の手技をしてゆく。診断をしないままで行う手技は医学レベルの治療とは到底言えない。

主訴や体質も人それぞれなのだから、それぞれの人に合ったやり方をするのが当たり前のはずなのに、何も考えずに、パターン化された一律のやりかたになっている。

今後は、治療する前に必要な診断をして、患者の主訴や体質に適応した医学レベルの治療ができる手技療法が一般化することが求められている。

漢方薬の現状と問題点

漢方薬は全体的に見渡すと絶望的状態にある。

先ず、漢方薬を学ぶことができる正規の授業を行っている学校は、どこにも存在しないということである。そんなわけで、漢方薬の国家資格制度もない。

漢方薬に関しては、どんなに勉強した人であっても、制度上は、すべて素人であるか、あるいは、趣味の範囲で勉強した人ということになる。漢方薬の基礎的な知識について勉強したことがなくても、不思議なことに、すべての医師と薬剤師は漢方薬を取り扱う資格がある。実質的に、しっかり勉強してきた人もいるが、それは、ほんの一握りの人であり、大半の人は素人同然である。

医者や薬剤師は、製薬会社が作成した簡単な漢方薬のマニュアルを見て、かなり適当な判断をして漢方薬を出している。その出された漢方薬が適当な処方であったかどうかをチェックすると、ほとんどは、的外れになっている。当たれば、まぐれ当たりである。

漢方薬には、副作用がないと長年にわたって宣伝されてきたが、真っ赤な嘘である。正しい処方であれば、西洋医学のような副作用はないという意味でなら、その通りであるが、まちがった処方の場合は、漢方薬は一方向性の効果が出るので、必ず副作用が出る。例えば、瀉法にすべきところに、補う薬を出したら、さらに詰まって苦しくなるというマイナス効果が出る。また、冷やすべきところを温めれば、さらに、熱化して症状が悪化する。漢方薬を飲んでいて、じんましんが出ることがあるが、これは副作用の可能性が大きい。

鍼治療は、補瀉法を間違えると、厳密にはマイナス効果が出るが、鍼治療には「良性の双方向性の調節作用」があるので、間違えの程度が、ひどい場合は別として、適当に良性の方向に作用してくれるという自己調節作用が働きやすいので副作用が出にくい。

しかし、灸の場合は、寒熱を調節するというよりも、温める方向にのみ作用するので、温めるべきか冷やすべきかの判断を間違わないようにする必要がある。これを間違えると、灸は熱化させるので、熱証の人に灸をすると症状を悪化させる可能性がある。

また、肝気鬱結タイプの人は、気血の流れが詰まって冷え性、あるいは、冷えのぼせになっている場合もあるので、冷え性だからと言って灸をしても効果が出るわけがない。鍼の瀉法をして詰まりを取って気血の流れをよくすれば温かくなってくる。

また、同時に、肝気鬱結タイプの人は気鬱化火（温煦作用がある気が鬱すると火になる）になって熱化してのぼせてくる。例え、その時点で肝気鬱結による冷え症であっても灸をすると、熱化して、のぼせて、眼赤（白目が赤くなる）、めまい、頭痛、顔面麻痺等を引き起こすことがしばしばある。灸をして、このような失敗をする事例は無数にあるので要注意である。

このような冷え性には、肝気鬱結を解くために思い切った鍼の瀉法が有効であり、気血の流れが良くなるので全身がぽかぽかしてくる。

しかし、漢方薬の方は間違えると、お灸以上に、広範囲で深刻な副作用が出る恐れがある。巷には、漢方薬による副作用と思われる症状が出ている人は無数にいる。ただ、漢方薬には副作用がないと思い込まされているので、副作用が出ていても、それが副作用と気付く人はいないので問題にならないだけである。

医療機関で、漢方薬を大量販売する際に、副作用の問題をいかにして回避するかが問題になる。それには、規定量よりも相当程度、分量を少なくして副作用が出にくいように薄めて製造販売すればよいということになる。つまり、副作用が問題化しないようにするには、毒にも薬にもならないように薄められた分量の薬を販売すれば、副作用の被害を最小限度にすることができるというわけである。

このような薄められた薬であっても、長期間、間違って処方された薬を飲み続けると深刻な副作用が出る恐れがある。

もう一つは、漢方薬には副作用がないと信じてくれたら副作用はなかったことになる。良く見かける事例として、風邪ひきには、葛根湯が良いということになっているが、風邪ひきには、風寒タイプと風熱タイプがあり、葛根湯は風寒タイプに使用できるが、風熱タイプに使用したら症状が悪化する可能性が高い。経験的に、葛根湯が良く効いたという場合と、飲んで悪化したという経験がある人が多いと思う。巷では、おおよそ50％の確率で間違えて葛根湯を買っている人がいると思う。風熱タイプの漢方薬には板藍根があるが、あまり知られていない。

また、腎陰虚証の患者には、六味地黄丸（老化などで冷やす力が弱くなって、熱くなりやすくなるタイプに良い）あるいは、知柏地黄丸（冷やす力をつけると同時に熱もとる）を処方すべきであるが、昔から習慣的に老人には八味地黄丸（温める力が弱くなって寒がりになった人を温めるのによい）がよいと信じられてきたので、老人の老化現象に伴う病気には八味地黄丸が自動的に処方されることが多い。

これは、一見、たいしたことではないと思われるが、長期に服用すると大変な副作用が出る恐れがある。もともと、冷やす力が弱くて手足のほてりがあるような人に、さらに、温める薬を出すのだから、もっと暑がりになって、ひどいのぼせ症や不眠症、便秘症になり、高血圧タイプの人であれば、いつ倒れても不思議でないというようなことになりかねない。漢方薬の初歩的なことすら分かっていないことが原因で、このような副作用の事例が世の中に無数にあふれている。

漢方薬の製造許可条件に、過去において、使用されて効果があったという実績のある漢方薬は許可されやすくなっている。昔の貧しかった時代の薬は、補法の薬が大半を占めていたので、現代に求められている瀉法の薬が製造許可される可能性は極めて少ないということになる。

時代に対応した瀉法の薬は極端に少なく、ほとんどの漢方薬は補法に傾いた薬になってい
る。補法に偏った種類に限定された薬の中から処方するということになると、現代において、
必要とされている瀉法の薬を処方することには限界が出てくる。
素人に近い人たちが、ほとんどが補法の薬である中から選んで処方しているのだから、処
方された薬のほとんどは結果的には現代にそぐわない補法の薬になる可能性がある。
西洋医学系の薬の副作用が良く取りざたされているが、それは、確かに深刻な被害も出た
ことは過去にあった。これからもあると思われるが、漢方薬と比較したら、それほどでもな
いということになる。
むしろ、副作用がないといわれてきた漢方薬の方が、副作用による健康被害は広範囲で深
刻である。安全神話で麻痺させられているだけである。
漢方薬の製造許可、販売のあり方そのものを、また、基礎的な知識すらわかっていない人
が、漢方薬を処方したり販売したりしているような現状を根本的に改める必要がある。副作
用の垂れ流しのバルブを締めるのか、そのまま放置し続けるのかについて早急かつ真剣に考
えるべきである。

さらに、本格的な漢方薬の教育制度や国家資格制度の創設について真剣に考えるべきである。

空腹の時代の医学から飽食の時代の医学へ

認知症、癌、アレルギー疾患、鬱病、パソコン・スマホ病、その他の生活習慣病、それらを全てひっくるめた現代病が次から次へと生み出されて行く現代社会そのものの在り方が、根本的に問い直される時期に来ている。

戦後の一時期、栄養不良と重労働が主な原因で病気になった貧しい時代があった。考えてみれば、このような時代は、戦後の一時期だけではなく、歴史的には珍しいことではなく、むしろ、そのような状況の方が歴史的には、一般的であった。

高度経済成長が始まって、さらに、バブル期に入ってからの病気の原因や性質は一変した。食べ過ぎ、薬害、運動不足、ストレス等という原因で生活習慣病になるなどということは、歴史上、経験したことはなかった。

バブル崩壊ということもあったが、戦前戦後の貧しかった時代に逆戻りしたわけではない。今もなお、飽食の時代は続いている。

経済的な側面から言えば、飽食の時代は、食べることができなかった時代よりも、歴史的に大きな前進であったと言えるが、しかし、同時に、その歴史的前進は現代病という、とてつもない大きくてやっかいな問題を生み出し続けることとなった。

戦後の貧しかった時代、誰もが生きることに精いっぱいであり、等しく貧しい時代であった。経済的苦境の中で、身体は無理に無理を重ねながら、しかも社会的な大混乱の中を生きてきた。

しかし、多くの人々は、豊かさを求めて、あるいは貧乏からの脱出を目指して、夢や希望をもって頑張って生きてきたような気がする。貧しかったけれど、生き甲斐もあった時代だったのかも知れない。

また、経済成長と共に多くの人々は夢を手にすることができた時代でもあった。しかし、夢を手に入れて豊かで幸せな暮しが続く筈であったが、なぜか、どこまで行っても満足感が得られない。むしろ、精神的飢餓感に襲われる時代がやってきたような気がする。

ストレス食いから腹八分へ

日常的に経験することであるが、ダイエットを意識して、デトックス関連の商品を求めてダイエットのために頑張っている人であっても、夕食も終わって、遅い時間になっているにもかかわらず、ポテトチップスに手を出し始めると、一袋食べてしまうまで途中で止められない。これで、満腹になったので食べるのを止めることにしたのだが、10分もしないうちに、ピーナッツの袋が目に入ると、また手が止まらなくなる。酷いときには、吐きそうになっても次々と食べ続ける。

そのような自分をじっと見つめているもう一人の冷めた自分がいる。

俗に言うストレス食いであるが、「分かちゃーいるけれど止まらない」というストレス食いは、個人の問題にとどまらず、現代社会そのものも、ストレス食いの状況に似かよっていて、無限の欲望を追い求めて止まることがない。

現代病は、ストレス食いを引き起こすような社会を基盤にして生み出されている。

しかし、救いはあると思う。ストレス食いをしている自分を見つめているもう一人の冷めた自分がいることである。

もう一人の自分は、腹八分か、腹六分にするべきだと言っている。これが日本の伝統的な常識であり、かつ正解であることは誰もが認めるところである。

しかし、腹八分で我慢できるようになれるのだろうか。どうすれば、そのようになれるのだろうか。

仙人になるための修行

頭皮に鍼を刺す頭皮鍼治療で、精神安定をするような治療を行うと、気持ちが穏やかになって雑念が取り払われていく。頭に鍼が入っている時は、瞑想状態に近く、いい気分になって、やがて眠ってしまうこともある。

頭皮鍼治療をすることで、ほぼ瞑想状態になれるので、一時的であってもストレス状態から解放され、また自己治癒力が高まった状態になる。

また、頭皮鍼は頭に鍼を刺すことで、身体の司令塔である脳そのものを治療するので、脳そのものの疾患である認知症、鬱病、脳梗塞の後遺症による半身麻痺、小脳変性、不眠症、自律神経失調症等の治療は得意分野である。また、脳が身体の司令塔であるので、その他の全ての疾患（内科、産婦人科、整形外科等）に対しても、治療対象になり、良好な結果を出せる。

さて、瞑想することによる健康法は、頭皮鍼治療以外にも、いろいろある。自分自身で行うことができる健康法としては、誰もが良く知っている気功、太極拳、ヨガ等がある。また、座禅、武術等は健康が直接的な目的とは言えないが、瞑想ということでは相通じるところがある。

ここでは、いろいろある健康法の中で、あえて仙人になるための修行法を推薦したい。仙人になるための修行法は、結論から言えば、自己治癒力を高め、また、自己コントロールできる能力を高めることができるので、生活習慣病の予防や治療にとって、最も大切な健康法になる。同時に、自己コントロールできる能力を高めることができれば、病気の予防や治療の問題にとどまらず、仕事において、また人生の節目で、大切な選択をする際の、決め手になる能力を手にすることができる。

また、欲望と競争社会の中に、のめり込んでいる自分の姿を、その対極に位置する無欲で清らかなイメージの仙人を鏡にして己の姿を映し出してみることに意味がある。

何が幸せな人生なのか、また、自分の目指してきた価値観についても深く考え直してみるきっかけになるかもしれない。

そんなわけで、あえて仙人になるための修行コースを推薦したい。

ここで紹介するのは、本物の仙人になるための本格的な修行法ということではない。その入門コースの修行法のポイントを解説する。

さて、植物は地上から栄養分を取り込み、また、太陽の恵みを受けて生きている。つまり、天の気と地の気を取り入れて生きている。

人間や動物は、その植物を食べることで間接的に天の気と地の気を取り入れて生きていることになる。もし、人間も、植物のように自らの能力で、直接的に天の気と地の気を取り入れて生きることができるようになれば、食物を食べる必要がなくなる。霞を食って生きている仙人になれるというわけである。

仙人になれれば、ストレス食いの問題などは、どこかに飛んで行ってしまう。さらに、食うために必要以上に、あくせく無理して働く必要もなくなるかもしれない。

ところで、人間にも、本来的に、植物と似かよった能力が備わっているということをご存じだろうか。しかし、ほとんどの人は、そのことを知らない、あるいは自覚していない。ところで、人間の経絡上にあるツボは、身体の内外の気が出入りするところである。特に、手のひらの中心にある労宮穴、頭のてっぺんにある百会穴、足の裏のやや前方の中心付近の窪みにある湧泉穴は、それらのツボの固有の性質として、天の気や地の気を直接的に取り入れることができるツボである。

一定期間、天の気、地の気を取り入れる訓練をすれば、ほとんどの人は、これらのツボを通して気が出入りする特別な感覚が分かるようになる。

この訓練の最初で、最大のポイントは、頭の中から雑念を取り払って無の状態である瞑想状態になることである。

瞑想状態に入るためのいくつものマニュアルがあるが、その一例をあげる。

姿勢は、起立しても、椅子に座っても、仰向けに寝ても、座禅を組んでも構わない。

細かく言うと、姿勢についてもあれこれあるが、初めのうちはそれほどこだわらなくても良い。リラックスした気分になって全身の無駄な力を抜いて目は半眼にする。

次に、自分の好きな自然の風景のみを思い浮かべるようにする。雑念が、次から次へと浮かんでくるが、取り払おうとしない方が良い。そうすれば雑念の虜になるから。ただ、好きな風景のみを思い浮かべるようにする。好きな風景なのでだんだんそのことに集中できるようになる。そのうち雑念の方もあまり浮かんでこなくなる。

雑念が浮かんでこなくなるのは、数か月間の訓練を要するのが普通なので、雑念が消えないからと言って気落ちすることはない。この方法は個人差がかなりあるので、どうしてもうまくいかないようなら、そのままにして、次の段階に進んでも構わない。

雑念は、次から次へと止めどなく浮かんでくるけれど、比較的落ち着いた気分になってきたら、臍より約5cm下の丹田と言われるところへ意念を置いて、丹田の位置で、ゆったりとした腹式呼吸をする。

腹式呼吸の仕方には、順と逆があるが、やりやすいやり方で構わない。腹式呼吸でなくて自然呼吸でも構わない。丹田の付近にぼんやりと意念を置いて、そこで、雑念が浮かんできても気にせずに、ゆったりとした呼吸運動に集中できるように訓練する。

呼吸運動に集中できるようになってくると、やがて呼吸運動をしていることすら、あまり意識しなくなってきて、頭の中が限りなく空っぽの無の状態に近くなってくる。

個人差は大きいが、数か月間の訓練をすれば、たいていの人は、なんとか瞑想に近い状態になれるようになる。

このような瞑想が、ある程度、できるようになれば、できれば公園や自然環境の良いところで、全身の余分な力を抜いて起立した状態になる。次に、手のひらを上に向けて、労宮穴と百会穴に意念を置いて、腹式の呼吸運動をすると、それらのツボから、天の気が入ってくるのを感じるようになる。

次に、手のひらを開いて地上に向け、手のひらの労宮穴と足の裏の湧泉穴に意念を置いて、腹式の呼吸運動をすると、やがて、労宮と湧泉のツボから地の気が入ってくるのを実感できるようになる。

リズミカルな呼吸運動に合わせて、ツボに意念を置いて、息を吸うとツボから気が入ってくる、反対に、息を吐くとツボから気が出て行くのを実感できるようになる。

個人の健康法として行う訓練のイメージとしては､吸うときは身体にとって必要な天の気､地の気を取り入れ、吐くときは身体の濁気（体の中に溜まっている不用になったゴミのようなもの）を吐き出すことになる。

このような過程が終わった時点で、手のひらの労宮を、少し距離を置いて丹田に向けて、天の気、地の気を丹田に収めるようにする。

丹田は腎精（生命エネルギーの根本）を貯めているところなので、天の気、地の気をピュアーな状態に濃縮して腎精の状態で貯めて置くことができる。反対に必要に応じて腎精から日常生活のためのエネルギーとしての気を取り出すこともできる。

修行時間は適当な時間、例えば10分でも2時間でもかまわない。

修行という言い方をしているが、苦しみに耐えて行うということでもなく、義務感で行うのでもない。気持ちが良くて幸せな時間だから行うということでよい。

この仙人になるための修行を3か月ほど続けると、かなりの人は、仙人の仲間入りができそうな気分くらいにはなれる。

現代人の多くは、イラつくことや鬱的精神状態になって、頭の中がいっぱいに詰まってくることがあるが、その対極が空っぽの無の瞑想状態ということになる。

無の状態は、欲望や、雑念が無になることである。欲望は無限であるので、その裏には飢餓感がある。雑念はたわいのないものもあるが、不眠症や頭痛の種になるようないやなものが多い。

欲望や雑念が無になるということは、飢餓感や頭痛の種がなくなり、幸せな気分が満ちてくるということである。

つまり、無になるということは、単なる空っぽになるということではなく、実は最高に幸せな状態になるということである。

欲求不満やイライラ感、落ち込みや鬱的精神状態から解放されて新たなパワーを手にすることができる。

認知症、鬱病、生活習慣病の予防と治療にとって極めて有効である。

仙人になるための修行（略称、仙人コース）を、個人で、家庭で、職場で、学校で、介護施設で取り組むことを提案したい。

治神

無の瞑想状態は、最高に精神的に安定しているので、自己コントロールが効きやすい状態になる。それ故に、自分自身を本来のあるべき姿に、あるいは正しい方向に向けさせることができる。

ところで、われわれは俗人なので仙人のように霞を食って生きていけるところまでは行けなくても、そのずっと手前の腹八分、あるいは腹六分で満足できるように、自己コントロールができる程度くらいにはなれる。

「分かちゃいるけど止められない」というストレス食いの状態が続く限り、医者も治療家も、現代病の根本的な治療に関しては、お手上げである。

分かっているけれど自己コントロールが効かないために、生活習慣病になるケースは数えきれないくらいある。

ストレス食いは生活習慣病の始まりである。アルコール依存症、喫煙による肺癌はもちろんのこと、さらに、鬱病、ほとんどの癌、花粉症、アトピー性皮膚炎、不妊症やインポテンツ、糖尿病、高血圧、低血圧も生活習慣病であり現代病である。

運動不足による様々な体調不良、やり過ぎが原因であるパソコン病、スマホ病、睡眠不足が原因の様々な体調不良、ストレスをコントロールできないことで引き起こされるストレス病は無数にある。これらも全て現代の生活習慣病である。

そして、最後に登場するのが、現代の生活習慣病の総決算であり、終着駅である認知症になる。現代病の原因については、自分自身でも、およそのところ分かっている。にもかかわらず、病気になる原因を自己コントロールできないことが最も難しい問題である。

現代病の予防と治療のカギは、病気の因果関係を知ることや生活習慣で注意すべきことを、さらに、はっきりと自覚するように啓蒙することが大事である。

しかし、それだけでは、「そのことについては、よくわかっていますが、どうしようもありません」という人には、あまり意味がない。

そこから先、どうするかということが正に問題である。

患者の側が「生活習慣病の原因である食べ過ぎ、ストレスについては、自己コントロールをして自らの努力で解決します」ということになれば、病気の治療の主役は患者自身になる。医師や治療家は脇役になり、治療のために必要なことを側面から応援すればよいということになる。

ストレス食いにブレーキが掛かるようになれば、現代の生活習慣病全般の予防と治療にとって、患者の病気に対する主体的で自覚的な取り組みという最も大切な条件が整うことになる。

患者自身が自己コントロールをして、現代病の予防と治療を行う医学を治神の医学（精神や心を治める医学）ということにします。

歴史の曲がり角に

腹八分で満足できるようになれるには、個人の仙人になるための修行だけでは難しい場合もあり得る。

比較的身近な人間関係においても、欲求不満やストレスが生み出されてくる関係性に対して対応策を立てて積極的に解決してゆくことが必要な場合もある。

社会的な矛盾や問題がストレスや精神的不安定の根源になることもある。

また、現代社会は、物質的欲望や人間関係における競争心を過度に駆り立てるような状況がある。そこから生み出される病理的な現象は、日常的にみられる風景のようなものになっているので、感覚がマヒしてしまって、ストレスとしてあまり意識されなくなっているのかもしれない。

最近、愛媛県で、16歳の少女が自殺した背景が報道された。その内容は、自殺に追い込まれるような強いストレスが会社によって加えられてきたというものであった。16歳の少女を自殺に追い込むようなストレス社会の有り様が根本的に問い直されるべきである。

このような社会的状況は、人間の尊厳を傷つけて精神的不安定化を増大させることになる。このような現代社会のあり方を改めて、この事件をきっかけに根本的に見直してゆく必要がある。

また、人間として生きてゆくための最低の必要な物質的な生活条件を整えてゆくことは大切なことであるが、それすら十分に整備されていないのが現状である。

一方、人間は物質的に、いくら恵まれても、また、与えられても欲望は無限に膨らんできて満足することはできないし、心底からの幸せは得られない。それどころか、飢餓感や心の渇きが増大してゆく可能性の方が大きいかもしれない。

人間にとって幸せかどうかを決定づけるものは、生きてゆくための最低の生活条件が確保されていることが前提であるが、最終的には物の豊かさが基準ではなく、心が何に対して満足し、幸せと感じることができるかどうかである。

本当の幸せは物質的な欲望が満たされることでもなく、また頭の中が雑多な沢山の知識や情報、さまざまな思いで満たされることでもない。

家族や身近な人間関係の中で、しっかりとした信頼関係や愛情があるときや社会的連帯感を感じることができるときや、また、目標に向かって頑張っているときの充実感や達成感等で満たされるときに、心底幸せを感じることができる。

手っ取り早いストレス解消法は、余計なことを考えないで身体を動かすことで、心身ともに緊張を解いて行くのが最適である。例えば、好きなスポーツがあれば、スポーツをすることはとてもよいことである。さらに言えば、仙人になるための修行を行うことで、無の状態になることである。これは至福の時であると同時に、通常の能力を超えた力が生まれてくる。無の宇宙からビッグバーンが始まった。武道の場合は、通常の筋肉の力を超えた驚くべき気のパワーが発揮されることがある。

また、仏教では悟りがひらけると言われているが、一般的には、まさかと思われるような発明や大発見につながる「ひらめき」が生まれてくることがある。

無の状態になることで、自己治癒能力が飛躍的に高まり、精神的充足感と安定感が生み出されて自己コントロールできる能力が飛躍的に高まる。

すべての人が、このようなレベルに到達することは難しいかもしれないが、腹八分の状態で満足できるように自己コントロールできる能力を身に着けることはできるはずである。これこそが現代病克服のカギになる。

心と心が通じ合える人間関係を

戦後の日本は、軍国主義と決別して、自由、民主、平等の理念のもとに国づくりをしてきた。経済的な発展を遂げ、物質的な豊かさも手にした。

と同時に、経済的豊かさとは裏腹に、精神的ストレスが増大し、現代病・生活習慣病が蔓延した。

鍼灸院にやってくる患者の70～80％は、このようなタイプの患者さんである。このような患者さんと日々向き合っている鍼灸師としては幸せな生活とは何だろうか、どうしたら幸せになれるのだろうかと、しみじみ考えさせられる。

自由、民主、平等は、理念や形式だけでなく、日常の生活レベルにおいて実感できるようなものであってもらいたい。

物質的な豊かさは、結構なことである。

制度上、必要な競争関係、上下関係、指導・非指導の関係は当然であるが、消耗させられるようなぎすぎすした競争関係や、いつも威張っている上司のもとで働かされるような職場環境であったら、それこそ不幸であり、現代病にさせられてしまう。

自由、民主、平等の理念が、日常の職場の人間関係の中において実現されることが、楽しい幸せな職場といえるのではなかろうか。

人間にとっての幸せは、人と人との心が通じ合って、共感できる関係性の中にこそあると思う。そこには、現代病は発生しない。

現代は、子供が欲しいと思っている夫婦の4分の1が現代病の一種である不妊症で悩んでいる。

少子高齢化社会がどんどん進行してゆく中で、認知症や鬱病患者の急速な増加と、その他の生活習慣病の蔓延で、日本の将来は、このままでは、先細りになって行くのではないかと誰もが心の片隅で心配している。

今こそ、思い切って歴史の舵を大きく切る時だと思う。

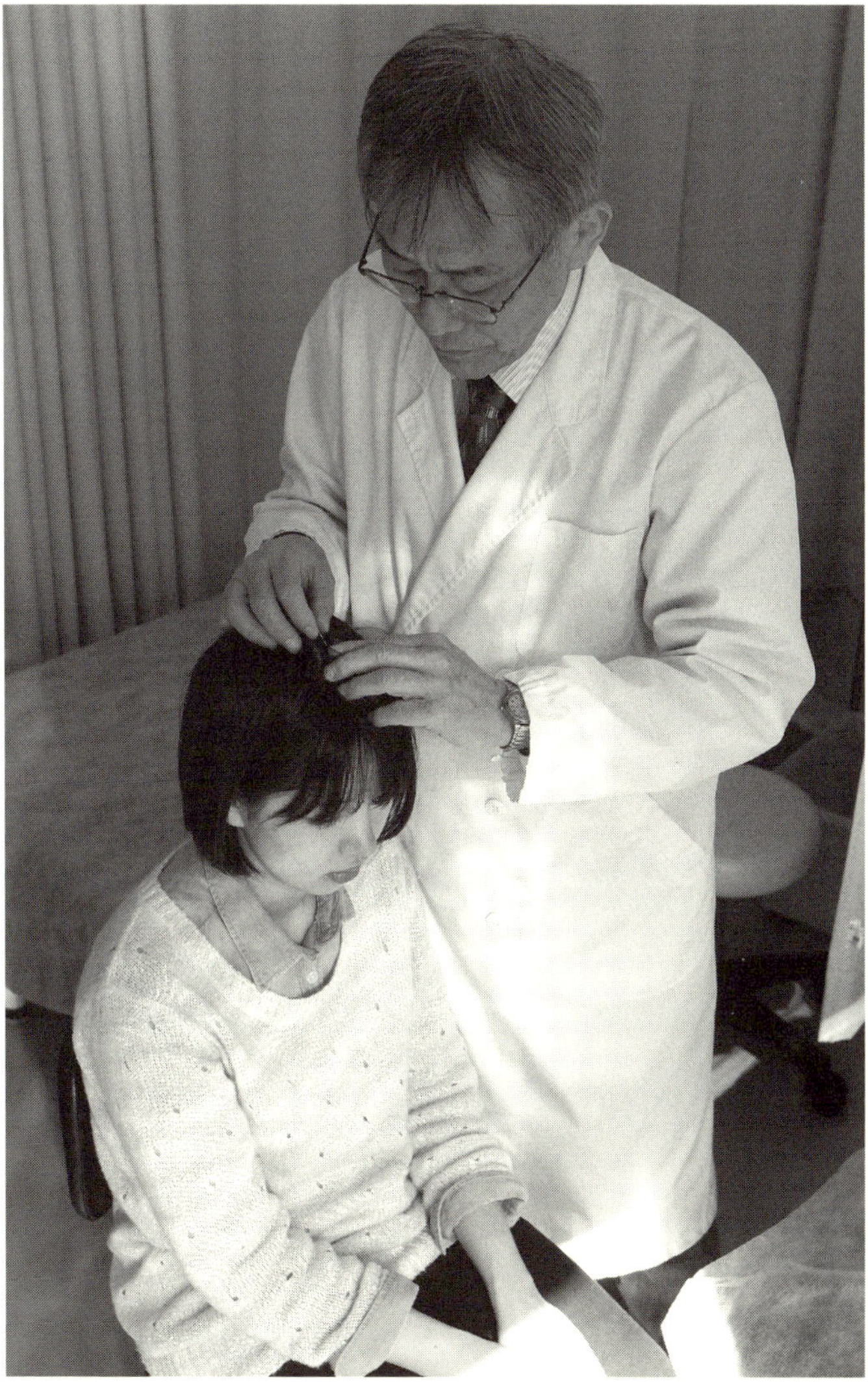

白川式頭皮鍼の奥義を、弟子の佐藤鍼灸師に伝承する白川院長

四章　頭皮ツボ療法

頭皮ツボ治療法の開発

この治療法は一般化していないが、近年、新しい東洋医学を基礎にして鍼治療と手技療法（マッサージ）の分野で新しい治療法を開発した。

鍼治療では、頭皮と頭骨の間に鍼を横刺して治療する白川式頭皮鍼と手背に鍼を刺して治療する白川式手背鍼の組み合わせによる全疾患（認知症や鬱病、生活習慣病全般、また、内科、精神科、産婦人科、運動器系の疾患等）に対応する治療法を確立した。

この治療法は、中国、日本で行われてきた膨大な臨床経験に裏打ちされた治療法を参考にしながら、自分自身の治療経験と理論を基にして作ったものである。

また、この治療法の開発過程では、経絡の気の流れに超敏感に反応し、刺鍼の作用を正確に深く感じ取り、さらに、体感したことを正確に表現することができる特別な人にモデルになってもらう等のいくつかの開発のための工夫が行われた。

この治療法が体系化され、ほぼ完成した後、福島県の公立岩瀬病院で、原発の事故後、ボランティアとして2年間、治療していた時の経験、自分の治療院での治療経験、また、鍼灸学校の教員養成科で教えていた時の臨床実習などで、豊富な臨床経験を重ねることができたので、この治療法の有効性が裏打ちされた。また、不十分なところや未開発な部分は修正されたり補充されたりした。この点に関しては現在進行形である。

また、この治療法は、新しい東洋医学の理論と治神の医学によって体系づけられた治療法である。

ここで、紹介する頭皮治療法の治療線や手背治療法と全身のツボは、鍼治療でも、指で治療する手技療法においても、同じく使用することができる。

ここでは、一般の人ができる治療法として、鍼を使わずに、指を使って行う手技療法を中心に紹介する。

頭皮治療法は、身体の司令塔である頭に治療するので、肩こり、腰痛をはじめとして脳と関係する病気である認知症、脳梗塞による半身麻痺、精神科疾患、脳幹でコントロールしている自律神経系、ホルモン系の病気である更年期障害をはじめとする婦人科系の疾患等は得意分野である。

また、脳は全身の司令塔であるので、肩こり、腰痛をはじめとする全身のあらゆる病気が治療対象になる。

頭皮ツボ療法の治療線の位置と作用

古典では、脳は「奇恒の腑」と呼ばれていて、脳の生理作用については明らかではなかった。後世になって、脳の生理作用は、「心」の三つの生理用（1．君主の地位を主る　2．精神を主る　3．血脈を主る）のうちの「君主の地位（身体の司令塔）、精神を主る」という2点において、ほぼ同じであると言われるようになった。それで、現代医学と東洋医学は基本的に共通する考えになった。

ところで、脳は、解剖学的には大脳、脳幹、小脳の3つから成り立っている。治療線の名称は、分かりやすくするために、現代医学の解剖学上の名称（大脳線、脳幹線、小脳線、さらに、脊柱線、上肢線、下肢線、顔面線、股関節線等）を使用した。

しかし、治療線は、現代医学の基礎知識と重なる部分もあるが、大部分の治療線は、東洋医学の陰陽理論、経絡経穴学、臓腑理論を基礎にして作くられている。

名称も東洋医学用語（少陽前線、少陽後線、上焦、中焦、下焦、ツボの名前）と日常用語の（肩こり線）も使用している。

この治療線に鍼を刺して治療してきたが、指や爪を使って行う手技療法（マッサージ）も有効である。

鍼を使った方がより効果的な場合が多いが、発病後、間もない脳梗塞による片麻痺の治療などは、鍼治療よりも、手技療法の方がより効果的な場合もある。

・百会の取穴位置

正面を向いた姿勢で、両方の耳尖を結んだ線と、鼻の直上の前額髪際と外後頭隆起を結んだ中心線（督脈）が、頭部の頂点で交わる点、そこが百会（直径が数ミリ大の窪みになっている）である。

百会から5ミリ程、後方に似かよった紛らわしい窪みがあるが、その窪みのすぐ後方には窪みがないので、二つある窪みの前側の窪みが百会である。

なお、窪みを指で押さえると、経穴固有の痛気持ち良い感覚がする方が百会である。

・頭部の陰陽

頭部は、百会から前額髪際までの前方部分が陰になり、百会より外後頭隆起までの後方部分が陽になる。

頭部の陰の部分にある治療線で、身体の陰の側にある腹部の臓腑の治療ができる。頭部の陽の部分にある治療線で、身体の陽の側にある背面の頚部、背中、腰部等の治療ができる。

・脳幹線Ⅰ

位置―百会穴（正面を向いた姿勢で、頭部の縦のセンターラインである督脈と両耳の耳尖を結んだ線とが交わる頭の頂点にある窪み）から神庭穴（督脈上で、前額髪際から５分《約1.5㎝》頭頂方向に寄ったところにある窪み）間の督脈が、この治療線である。

脳幹線１は、百会から神庭までの督脈上の治療線である。

脳幹線１は、百会から順に下焦（腎膀胱）、中焦（肝胆脾胃）、上焦（心肺）の三つの治療線（三焦）に区分される。

腹部の三焦は、横隔膜より上が上焦、横隔膜と臍の間が中焦、臍より下が下焦に区分される。各臓腑は、上、中、下の三焦のいずれかに配当されている。

作用―上焦、中焦、下焦のいずれかの治療線で、または、いくつかの治療線を組み合わせて、腹部の三焦に配当されている臓腑の治療をすることができる。

・**脳幹線Ⅱ**

位置―脳幹線Ⅱは、前額髪際と縦に交差する長さ1寸（約3㎝）の上焦、中焦、下焦の3本の線が並行して並んでいる治療線である。

督脈から約2㎝外方が上焦（心肺）であり、督脈から1寸（約3㎝）外方が中焦（肝胆脾胃）であり、下焦は、督脈から約5.5㎝（中焦から2.5㎝）外方、（頭維穴からは約0.5㎝内方になる）。なお、頭維穴の位置は目尻の直上の線で、髪際より5分（約1.5㎝）上方にある窪みである。上焦、中焦、下焦の治療線の長さは、髪際の上方へ5分（約1.5㎝）の線と髪際の下方へ5分（約1.5㎝）の線の上下の線を合わせた1寸（約3㎝）の溝状になっている治療線である。

作用―上焦、中焦、下焦に配当されている臓腑の治療ができる。

・**大脳線Ⅰ**

位置―神庭（督脈と交差する前額髪際から上方5分の位置にある窪み）から下方に向かって、前額髪際を通過する約4㎝の閃光穴までの治療線。

作用―大脳の精神活動を活発にさせる作用がある。大脳に溜まっているヘドロのようなごみ（痰湿や瘀血）を掃除して大脳を活性化させるイメージの作用、大脳の疲労回復、精神安定、不眠症、嗜眠、記憶力の回復、意欲の向上、視力の回復、前額部から喉までの顔の中心線付近のすべての症状の治療と美容効果。

神庭から下方に約4㎝のところが閃光というツボになっている。鍼先がそのツボに触れると大脳全体が一瞬ピッカと輝くような感覚がするということにちなんで閃光と命名した。その作用は大脳全体が活性化するような感覚がある。

・大脳線Ⅱ

位置―脳幹線Ⅰに平行した側方約2㎝の溝状の治療線

作用―脳幹線Ⅰは、上中下の三焦に区分されていて、各臓腑がそれぞれ上中下の三焦に配当されているが、大脳線Ⅱも脳幹線Ⅰの三焦に対応して3区分されていて、三焦に配当されている臓腑に対応した精神科疾患の治療ができる。

例えば、ストレスで引き起こされたイライラ感とか、怒りっぽさを治療したいときは、大脳線Ⅱの中焦（肝胆脾胃）に、肝（イライラ感や怒りっぽいなどの感情は肝との関係がある）

が含まれているので、大脳線Ⅱの中焦に瀉法をすることで治療ができる。臓腑と、その精神症状を同時に治療したい場合は、脳幹線Ⅰと脳幹線Ⅱの中焦と、大脳線Ⅱの中焦と同時に治療すると効果的である。

・大脳線Ⅲ

位置─脳幹線Ⅱの上焦の前額髪際の上方部分の線と、大脳線Ⅱの上焦の前額髪際よりの半分の線とを合わせた長さ。

　症状が深刻な場合は、脳幹線Ⅱの上焦と大脳線Ⅱの上焦の二つの治療線を合わせて治療しても良い。

作用─脳幹線Ⅱの上焦（心肺）の上半分と大脳線Ⅱの上焦（心肺）の下半分を合わせた線であることからも分かるように、心の生理作用である「君主の地位を主る」や「精神を主る」に効果がある。

　具体的には、精神安定、不眠症、動悸、記憶力の向上、認知症、うつ病、統合失調症、自律神経失調症等の予防や治療に良い。

・大脳線Ⅳ（上肢線、下肢線、顔面線）

位置―脳幹線Ⅰの百会から前髪際までの距離を、百会から前頂までを4、「前頂から顋会までを3、「顋会から前髪際までを5の比率で区分する。

・上肢線

位置―前額髪際から督脈にそって百会へ向かったところにある窪み（比率5のところにある顋会穴）から頭維穴までの溝状の斜線を3等分して、真ん中の3分の1の溝状の治療線。

作用―反対側の上肢全体、部位や経絡に関わりなく丸ごとの治療ができる。脳梗塞の後遺症による片麻痺（経過が短い場合は著効があるが、経過が長くて寝たきりの場合は困難な場合もあるが、数回の治療で、何とかかなり動き始める）、外傷等による指・手首の痛み、シビレ、腱鞘炎、突き指、捻挫、リュウマチ、肩関節痛、五十肩等によい。

ただし、上肢の痛みやシビレの大半の原因は、頚部が原因であることが多いので、頚部の治療を同時に行うことが必要な場合が多い。

また、心蔵病などで上肢や肩関節の後側の小腸経の経絡上に痛みが出ることが多いとか、呼吸器系の病気では上肢の前面の肺経の経絡上に痛みが出ることもある。

また、小指の痛みやシビレであっても、突き指、第7頸椎の損傷、リュウマチ、心臓病の反応等による場合もある。局所の問題である場合もあるが、他の原因であることが多い。いくつもの可能性があるので、症状や病因をよくチェックする必要がある。

・下肢線

位置―百会の位置から前額髪際に向って（比率4）のところにある窪み（前頂穴）から頭維までの溝状の斜線を引いて、それを3等分する。百会よりの3分の1の長さ約1寸（約3㎝）の線が下肢線である。

作用―頭の下肢線は、反対側の下肢全体のすべての治療と美容ができる。

例えば、脳梗塞の後遺症による片麻痺（経過が短いものは著効がある）、足首の捻挫、足の親指や小指の痛みやシビレ、膝の痛み。ただし、膝内側や鼠蹊部の肝経線上の痛み（このような部位の痛みは、ストレスが原因のことが多いのでストレスの治療が必要となることがある。また、腰部や股関節の問題が原因のこともある）、

骨折の後遺症による痛みやシビレ、リュウマチの痛み等にも良い。ただし、腰や股関節が原因で下肢に痛みやシビレが出ている場合は、腰や股関節の治療が必要となる。

また、全身的浮腫みがあり下肢にも浮腫みがあって重だるい場合などは、全身の浮腫みの治療が必要になる。

・顔面線

位置―下肢線と同じ治療線上で、前頂穴から頭維穴（目じりの真上で前額髪際から1.5㎝上方にある窪み）までの距離を3等分して、頭維よりの3分の1の約1寸の線

作用―反対側の顔面のあらゆる疾患が治療対象になる。脳梗塞による顔面麻痺や言語障害また、顔面痙攣、顔面麻痺、顎関節症（これらはストレスや肩こりが原因のことが多いので、その治療と共に行うとよい）、顔面のあらゆる痛みや痺れ、美顔（シミ、クマ、くすみ、むくみ、たるみ、吹き出物、ほうれい線、小じわ等、これらの原因はさまざまなので、その治療と組み合わせるとよい効果が出る）

・小脳線

位置―大脳線Ⅱの上焦の後方（頭頂に向かって）の2分の1の線（なお、大脳線Ⅱの上焦の前方の2分の1は大脳線Ⅲの後方2分の1に相当する）

作用―小脳梗塞（小脳変性）の後遺症による歩行困難。老化に伴う下肢のふらつき、健康な

人の平衡感覚の向上

・脊柱線（頸椎線、胸椎線、腰椎線、仙骨線）

位値―背柱線は、頭頂の百会から後頭部の中心線（督脈）の下方の外後頭隆起までの間の治療線である。脊柱線は、頸椎線1：胸椎線2：腰椎線1：仙骨線1の比率で区分される。

治療は、背部のあらゆる痛みの治療ができる。また、センターラインの脊柱線の1.5寸（約4.5㎝）外方の膀胱経1行線にある臓腑の名前が付いた部位を刺激することで、その臓腑の治療効果も期待できる。

・頸椎線

位置―百会から脊柱線の上から5分の1の溝状の治療線

頸椎のセンターラインの督脈上の治療は頸椎線で行う。

後頭部の頸椎の督脈に平行する約3㎝外方の縦のライン（天柱穴のある膀胱経）の痛みや凝りを治療するときは、症状が出ている反対側の頸椎線に平行した2～3㎜側方の縦のラインで溝状になって反応が出ている治療線で治療する。

頸椎から約6㎝外方の縦のライン（風池がある胆経）の痛みや凝りを治療したいときは、

反対側の頸椎線に平行する縦のラインで、4～5㎜外方の反応線で治療する。

また、頸椎の頭部に近い上方の部位（天柱や風池）の治療は、頸椎線の百会に近い上方の部位（百会から約1㎝下方）で治療する。痛みや凝りが頸椎の下方にある場合は、第7頸椎付近に相応する頸椎線の下方（百会から約3㎝下方）で治療する。

作用―頸椎の諸症状（ストレートネック、頸椎捻挫、鞭打ち等）や、あらゆる頸部の病変と関係して引き起こされた肩こり、肩関節痛、指のシビレ、上肢の各部位に出現している痛み、シビレ、無力感、肝気鬱結などの一部の症状を治療することができる。

さらに、眼科疾患、認知症の予防と治療、精神安定、のぼせ、脳梗塞による片麻痺、美容等にも効果的である。

・胸椎線

位置―頸椎線の下に位置し、脊柱線全体の5分の2の長さになる。
第1胸椎から第12胸椎までの督脈（胸椎のセンターライン）の治療は胸椎線で行う。督脈の側方約4㎝の脊柱起立筋上の膀胱経1行線の治療は、反対側の督脈（胸椎線）の側方約2～3㎜で、さらに督脈（胸椎）の側方約7～8㎝の縦のラインの膀胱経2行線の治療は、反対側の督脈（胸椎線）の側方約4～5㎜付近の溝状の反応線で行う。

また、治療線の上下の位置は、治療部位の位置に対応して上下に変化させる。

作用―督脈上の胸椎、督脈上の胸椎の側方の膀胱経1行線、膀胱経2行線の痛みや凝りの治療ができる。

過労や急激な運動などによる筋肉痛、胸椎の外傷や変形（骨粗しょう症、側弯症、脊柱管狭窄症等）による痛みは治療できる。

内臓の反応として、該当する胸腹部の内臓（心、肺、肝、胆、脾、胃等）の反応として背部に痛み、重だるさ、凝りが出ることがあるが、それらも治療対象になる。なお、その場合は、脳幹線ⅠとⅡの上焦や中焦の治療を併用するとよい。

・腰椎線

位置―胸椎線の下に位置し、全脊柱線の5分の1の長さになる。
督脈上の腰椎の側方約4.5㎝の脊柱起立筋上の膀胱経1行線（腎兪や大腸兪がある）の治療は、督脈（腰椎線）の側方2～3㎜の治療線（溝状の反応線）で、さらに、膀胱経2行線（志室がある）の治療は督脈の側方4～5㎜付近の溝状の反応線で行う。

さらに、痛みが、膀胱経２行線（督脈の約６㎝外方の志室がある）より数㎝外方に現れる場合は、膀胱経２行線上の痛みとは異なる。

腹部の臍より約10㎝側方で、７～10㎝下方（少腹部の肝経の経絡上）付近の痛みの腰部への反応として捉える。

これは、卵巣の病変の反応として、また、肝気鬱血による生理痛等と関連した痛みのことが多い。この治療は、脳幹線ⅠとⅡの中焦（肝の治療）と下焦（生殖器、泌尿器等）で治療ができる。

作用―あらゆる腰痛やその関連痛が治療対象になりうる。腰部の病変が原因で下肢にその影響が及んでいる痛み、シビレ、無力感、冷え、浮腫み等も治療対象になる。

坐骨神経痛、大腿神経痛、膝の痛み（裏側やお皿の周辺）の痛みも腰部の病変と関連している可能性が大である。

腰椎線は、腎、膀胱に関連する、あるいは、下焦の器官である泌尿器系や生殖器系と関連する痛みや凝り、重だるさに対する治療効果もある。

このような治療をする際は、脳幹線の下焦や中焦と組み合わせて治療すると効果的にできる。

・仙骨線

位置―仙骨線は、腰椎線の下方に位置し、脊柱線の最下方で、その5分の1の長さである。

仙骨には、次髎穴をはじめ左右で8個の穴があり、それらの穴は治療穴になっている。

次髎穴のある縦のラインの治療線は、仙骨線の督脈の側方約約2㎜の治療線である。

督脈より4.5㎝側方の膀胱経1行線（膀胱兪がある）の治療は、仙骨線の督脈の側方約3㎜の治療線で行う。

督脈より約3寸（9㎝）側方の膀胱経2行線（秩辺がある）の治療は、仙骨線の督脈の側方約6㎜の治療線で行う。

作用―泌尿器系、生殖器系の反応は仙骨部の中心部付近（次髎穴付近）に出やすい。次髎には、泌尿器系疾患がある場合には重だるい反応が出やすい。

また、生理痛などでは痛みが出やすい。次髎穴は骨盤内の臓器や器官の治療穴になる。

・肩こり線

位置―百会穴（頭の頂上にある窪み）から約45度から60度の角度で斜め後方（絡却穴に向け

て）へ約３㎝の長さの溝状の反応線
作用―頸椎の上方で、督脈から側方へ約６㎝の部位で、大きな窪みになっている風池穴付近の痛みや凝り、肩こり（三焦経の天髎穴）、肩関節の側面（三焦経の肩髎穴）の痛みや凝りに良い。
作用―肩こり、肩関節痛、五十肩、偏頭痛、眼瞼痙攣、顔面痙攣、顎関節症、眼病、耳鼻科疾患、顔面の美容等に良い。

・股関節線

位置―百会から約45度の角度で斜め前方へ約３㎝（通天穴に向けて）の溝状の反応線
作用―股関節の全ての痛みが治療対象になる。下肢へ放散痛があるときは下肢線を併用しても良い。
股関節痛と共に腰部や下肢の外側（胆経）、やや内側（肝経）、前面（胃経）等に痛みがあるときは、腰椎線や下肢線を併用した方が良い。

・少陽前線（通称・美容線）

位置―目尻の直上で、前額髪際から1.5㎝入ったところにある窪みになっている頭維穴から、小耳のすぐ前で脈を打っているのが感じられるところ（和髎穴）までの溝状になった線（胆経）上にある。

この胆経の線は頭維穴から斜め下方に約３㎝下がったところから、頭骨が下方に向けて、やや曲がるようになっている。そのカーブの起点（頷厭穴）から斜め下方に向けた約４㎝の長さの溝状の線が少陽前線である。

作用―頚部の風池穴からこめかみにかけての同側の側頭部（頭皮治療法の治療線は反対側の治療ができるが、少陽前線と少陽後線は例外的に同側の治療ができる）の片頭痛の治療ができる。

また、同側の顔面の痛み、痺れ、下垂、麻痺、痙攣、顎関節症、歯茎の痛み等の治療ができる。

少陽前線は、通称、美容線と言われる。同側の顔面の美容効果として、瞼の下垂、あごのたるみ、顔面のリフトアップ、美白効果、シミやくすみや目の周りのクマの色が薄くなる、皮膚のかさつきがなくなる

小じわ、ほうれい線、二重瞼が一重になったものは元の二重に戻る等の治療ができる。

大脳線Ⅰは顔面の中心線付近の治療効果や美容効果、精神安定の効果が出やすいので併用

すると良い。

脳幹線Ⅰ、Ⅱの中焦（肝胆脾胃）を併用すると、肝気欝結がとれて、顔面を含めて全身の血流が良くなり、色白になり、つやが出てくる。さらに、視力がアップし、イラつきや落ち込みがなくなり精神安定するので表情が良くなる。

また、顔面を含めて全身の浮腫みが取れ（脾の水質の運化作用により水の代謝が良くなる）、また脾の昇清作用によって、全身がリフトアップされる（重力に対抗する脾の昇清作用で、瞼、顔面、胸、腹部、尻、下肢等のたるみや、内臓下垂も引き上げられる）

・少陽後線

位置─耳尖の直上4～5㎝上方に窪みがある。その窪みから後方へ約5㎜のところに窪み（天衝穴）があり、そこから耳尖に向けた約4㎝下方の窪み（角孫穴）までの溝状の線

作用─耳鳴り、難聴、耳閉感等の耳の全ての症状や片頭痛等が治療対象になる。

具体的事例として、突発性難聴（脳幹線Ⅰと Ⅱの中焦と肩こり線の瀉法を併用）、老人の難聴も大半は実証であり、老化による腎虚証は例外的である。

・失語線

位置―耳尖の直上約２㎝の位置から後方に向けた水平の溝状の約４㎝の線

作用―失語症（脳血管障害などで、言語中枢が損傷され、言葉を理解したり話したりすることが難しくなること）の治療効果が大である。

頭皮ツボ療法（マッサージ）の手技について

身体の経穴（ツボ）や経絡を使って治療するときは、患側を治慮するのが一般的であるが、頭皮治療法では、患側の反対側を使って治療するのが一般的である。

例えば、左の手首の痛みの治療は、頭の右側の手首の治療ができる上肢線を使って治療する。

内科的な治療では、身体の経穴を使って治療する時は両側の経穴を使うのが一般的であるが、頭皮治療法の場合も、頭の両側の治療線を使う。

例外的に、側頭部の治療線である少陽前線と少陽後線は、患側の治療線を使って治療する。

頭皮上にある治療線を指で触れた時の感覚は、１～２㎜の狭い幅で、深さ約１㎜の溝状になっている。

頭の中心線を縦に走行している経絡の督脈の溝状の線の見つけ方：約1㎝の幅で、1㎜くらいの高さで帯状になって盛り上がっている帯状の中心線上に督脈は走行している。（両手の示指の爪を使って、高さ約1㎜、幅約1㎝の帯を見つけることができる）

すべての治療線は指や爪で触れても分かる。治療線の1～2㎜の狭い溝に正確に触れて手技をするには、治療線の溝の中に、人差し指の爪で、あるいは、人差し指と中指の爪の双方を使って、痛くない程度に手技をするとよい。

爪による手技は、過敏な人は痛がるので、ハンカチを敷いて、その上から手技をすると痛くなくなる。

手技の方法は、爪を治療線の溝に押付けるのではなく、溝の中に爪を入れて、前後に小刻みに動かしながら治療線の端から端まで移動させる。時には、左右に、あるいは上下に動かしても構わない。

このような手技は、虚実を調節する、あるいは、過不足を均衡させるために、一方向性の手技である補法や瀉法を避けて、良性の双方向性の調節作用を発揮させるための平衡法（平補平瀉）の手技である。

この手技は、診断ミスや補瀉法の選択ミスによる逆効果を回避できる無難な手技であり、治療効果も高い。

手技の強さは、経絡、治療線の中を流れている気に対して刺激することが目的なので、軽すぎれば気が流れている経絡の深さに届かないし、強すぎれば経絡の深さを突き抜けるので、その強さは、少し痛みを伴った気持ち良いくらいがちょうどよい。

頭皮や頭骨に対してではなく、その中間にある薄い層であるが筋肉層の中に位置している経絡に対して、さらに、経絡の中に流れている気に程よく届く圧力で手技をするということである。

なお、鍼治療の場合は、治療線に沿って横刺して補瀉手技をする。

治療時間は病気の軽重や感受性によって変わるが、相当の個人差があるので様子を見ながら行うようにする。一つの治療線ごとに、30秒から5分間くらいを目安にする。

前額髪際から5分（約1.5㎝）後方の神庭穴から頭頂の百会穴までの督脈上の脳幹線Ⅰの上焦、中焦、下焦、さらに、百会から外後頭隆起までの督脈上の脊柱線の頸椎線、胸椎線、腰椎線、仙椎線などの各治療線は、約１㎝前後の長さに区分されている。

治療目的によって、いくつかの治療線を選択すればよい。時には、症状によって、脳幹線Ⅰの全てを、あるいは、脊柱線の全てを同時に治療することもあり得る。

コラム1

『白川式頭皮鍼法DVD』(予防医療臨床研究会)

医師が注目している頭皮鍼―臨床から生まれた理論と効果―

黄帝内経に貫かれている古代哲学の陰陽五行理論や基礎理論の大半は現代においても有効であるが、現代における病気の診断法や治療法は、時代の状況変化に対応して、基礎理論の運用においては、時代状況に即したものに変化させてゆかなければならない。私の基本的な治療法は、このような考えに基づいた臨床実践からの経験により導き出された現代版黄帝内経を目指したとでもいうべきものである。

五章　手背ツボ療法

手背ツボ療法の治療線

手背ツボ療法は、全身のあらゆる運動器疾患に対して効果を発揮しやすい。

さらに、婦人科疾患、眼科、精神科、内科等にもよい。

この治療法では、指や爪（ハンカチを使うと爪を立てても痛くない）を使って手背のツボに対して手技をする。

米粒大の適当な大きさの植物の丸い種をバンソウコウで手背のツボに貼り付けて、指で刺激をしても良い。また、数日間、種をそのまま貼り付けて置いて時々刺激をしても良い。

また、手背治療法は、頭皮治療法と同様に、全ての臓腑の治療もできる。

・膀胱経１行線

位置―示指と中指の中手指節関節（示指と中指の付け根の関節）と、この2指の中手骨の間の溝状の線である。
この治療線は、手背の表面から8～9㎜の深さである。

作用―督脈（頸椎、胸椎、腰椎、仙骨）に平行する約4.5㎝外方の縦の線（脊柱起立筋上の膀胱経1行線）、下肢（膀胱経、腎経、胃経、脾経）の痛み、痺れ、凝り、麻痺の治療ができる。また、頭皮治療法と同様に臓腑の治療もできる。

頸部の膀胱経1行線の治療―示指と中指の中手指節関節の間（示指と中指の付け根の関節の間の前側にある八邪穴）から、手関節の方向に約2～3㎝向かったところで、中手骨間の溝状の線上にある窪みまでの線を使って、頸椎の側方約4㎝の縦のライン（天柱穴のあるラインの膀胱経）の痛みや凝りの治療ができる。

八邪穴から後方の手関節に向かって約2.5㎝の位置で、第2頸椎の側方にある天柱穴付近の治療ができる。

八邪穴から後方へ約3㎝の窪み付近の位置で第7頸椎付近の治療ができる。

第1胸椎から第12胸椎までの督脈から約4.5㎝側方の膀胱経1行線の治療は、八邪穴から約3㎝の窪みから1㎝手関節（手首）に寄った線で治療ができる。

腰椎と仙骨の膀胱経1行線、さらに、下肢（膀胱経、胃経、腎経）の治療は、八邪から約4㎝の位置から、さらに手関節へ向って約1㎝寄った溝状の線で治療ができる。

・膀胱経２行線

位置―中指と薬指の中手指節関節、この２指の中手骨の間の溝状の線である。

作用―胸椎、腰椎、仙骨の督脈の側方約９㎝の縦の線（膀胱経Ⅱ行線）の痛み、凝り、痺れの治療ができる。

・少陽線

位置―薬指と小指の中手指節関節、この２指の中手骨の間の溝状の線である。

少陽線は、手背の表面からの深さは４～５㎜である。少陽線は他の膀胱経１行線や２行線より浅い。

作用―八邪から後方へ２㎝の線は、頸椎の督脈から約６㎝側方で、頭骨の下縁にある窪みの少陽胆経の風池穴や肩こりを起こしやすい少陽三焦経の天膠穴や肩関節の少陽三焦経の肩膠穴の付近の痛み、凝りの治療ができる。

また、耳鳴り、難聴、偏頭痛、眼精疲労、のぼせ、顔面の美容にも良い。

八邪から約２㎝後方のところから、八邪から約４㎝の間の約２㎝の長さの線は、季肋部の治療ができる。

少陽線の八邪から後方4～5㎝の間の約1㎝の線は、臀部の少陽胆経上の環跳穴付近の股関節や下肢の外側の少陽胆経ライン上の痛み、凝り、痺れの治療ができる。また、坐骨神経痛の治療にも良い。

・肝経線

位置―薬指と小指の中手指節関節と中手骨の間の溝状の線であり、少陽線と同じ線であるが、手背表面からの深さが、さらに深くなる。

手背表面からの深さは7～8㎜である。他の膀胱経1行線、2行線も、肝経線と、ほぼ同じ深さである。

作用―肝経線上の八邪から後方へ約3㎝の窪みのところは、頚部の側面の胸鎖乳突筋と完骨の後方付近の治療ができる。

八邪から後方へ約3～4㎝の長さの線は、肝経上の季肋部痛の治療ができる。また東洋医学でいう肝病そのものの治療ができる。とりわけ肝気鬱血の治療効果ナンバーワンである。

1内科、婦人科疾患、精神科に良い。自律神経失調症、冷えのぼせ、生理痛、生理不順、イライラ感や落ち込み、鬱症状の治療ができる。

肝経線の治療効果は、即効性があり、その効果は抜群である。

八邪から後方へ約４～５㎝間の約１㎝の線は、腰部、股関節や鼠径部の肝経線上の位置、下肢内側の肝経線上の痛みや凝りの治療ができる。膝の肝経上の内側の痛み、足の親指の痛みやシビレ、外反母趾の治療ができる。

・下後谿

位置―指を折り曲げると、第５中手指節関節の小指の外側に横紋の尖端が見える。その尖端から手首の方向に数ミリ寄った位置で、小指の骨と手掌側にある腱との間にできる溝の中にある穴である。
作用―督脈（脊柱全体）、太陽小腸経の上肢や肩関節の後方部位（天宗、肩貞）、太陽膀胱経の後頸部、腰臀部、膝窩等の痛み、凝り、痺れ、重だるさの治療ができる。
小腸経の肩、上肢の治療は、第７頸椎、第１胸椎の側方1.5～4.5㎝の間の反応点の治療、あるいは、頭皮ツボ療法の頸椎線、胸椎線の反応線の治療を併用するとよい。

・下合谷

親指と人差し指の中手骨の接合する部位のすぐ前側の窪みである。

作用―天柱付近の凝りや痛み、肩井付近の肩こり、胸鎖乳突筋の鎖骨への付着部付近の痛みの治療ができる。

コラム2

日本の鍼灸メーカー、セイリンのこだわりが「鍼尖の丸い鍼・JSP」を生みだしてくれた。セイリンの技術力だからできた優しい鍼で、鍼灸医療現場からの「もっと痛くない鍼を」との声に応える為、十数年前から数々の試作を重ね、丸みを帯びた鍼尖「JSP」の開発に至ったという。

世界で一番優しい鍼を目指したという鍼尖の丸い鍼「JSP」は、刺入がとてもスムーズで、筋細胞を傷つけずに掻き分ける感じで鍼が入って行く。白川式頭皮鍼では、頭皮の堅い方にも、刺入時に痛みが少なく、「JSP」の勝手が良い。

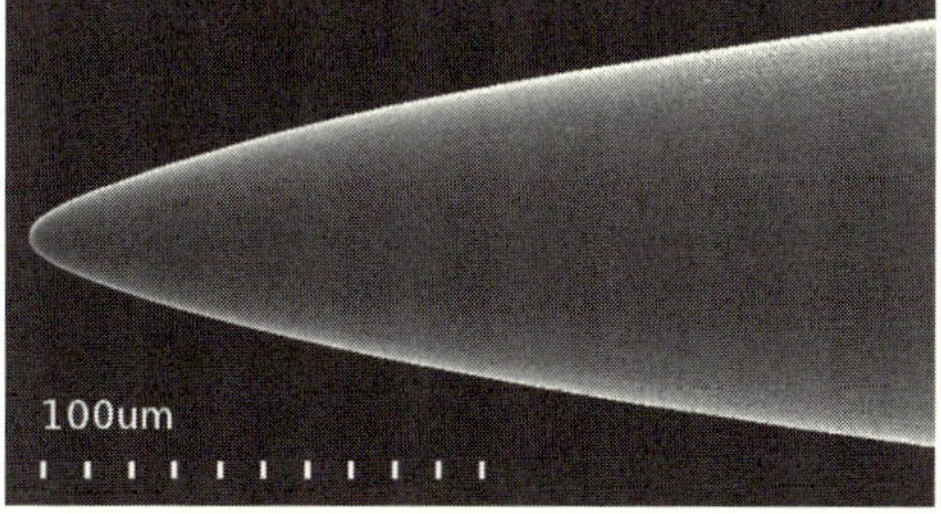

六章　現代病・生活習慣病の治療法

古典的病と現代病の治療法の違い

第二次世界大戦後の食糧難の貧しい時代には、ほとんどの人は栄養不良と重労働が病気になる主な原因であった。この時期だけでなく、有史以来、人類は深刻な飢餓状態を繰り返しながら貧しい時代を病気と闘いながら生き伸びてきた。

東洋医学は、このような貧しい時代状況を背景にした病気との闘いに、一定の歴史的貢献をしてきた。

現代の日本は、バブル期を境にして、食べ過ぎ、飲み過ぎ、薬害、運動不足、過剰なストレス、さらに、パソコン、スマホなどの長時間の使用や自動車の長時間運転等による全身的な運動不足と身体の部分的な酷使によるアンバランス等が、病気の主な原因になる社会になってきた。

このような現代の時代状況を反映した現代病、生活習慣病は、人類史上、初めて経験するものである。

それらの治療法は、当然のことながら、古典の時代や貧しかった時代の病気の治療法とは異なる治療法が必要であった。

現代医学、東洋医学、製薬業界、つまり、医学界全体が、頭の切り替えが遅れて、飽食の時代と言われるようになってからも、まだ、食糧難の貧しかった時代に一般的に行われていた不足しているものや、身体の衰えを補うという治療法がかなり長く続いてきた。しかし現在では、現代医学の側は時代状況に、治療効果の問題はあるが、ほぼ適合した対応をしている。

現代の病気の大部分を生活習慣病、現代病という捉え方をして、それらの原因である食べ過ぎ、飲み過ぎ、ストレス、運動不足等に注意を促すようになった。

一方、東洋医学の漢方、鍼灸、按摩指圧マッサージの各業界は、そのルーツからすると、数千年の歴史がある老舗ということもあって、その歴史的遺産を忠実に守ろうとする傾向が強いことから、これまでの歴史的に積み上げてきた理論や経験にこだわることになる。

古典そのもの、あるいは古典のポイントを抜粋して作られたものが東洋医学の教科書になっている。これは、医学史や古典の哲学や医学の基礎理論の教育としては必要なことであり問題はない。しかし、当然のことながら、現代の病気の圧倒的な部分を占める現代病、生活習慣病に対応する的確な治療法は、そこにはあまり書かれていない。

教科書に書かれた内容は、数千年前の古代の歴史状況を前提として書かれている。そこに書かれている哲学や医学の基礎理論や治療法は、現代人の目で見ても、驚くほどの優れた内容である。

日本の戦後の高度経済成長による豊かな社会が出現する前の貧しかった時代には、古典に書かれていることが、かなりストレートにうなずける内容であった。

しかし、現代においては古典に書かれている哲学や医学の基礎理論の現代病への適応方法については現代の時代状況に見合ったものにしなければならない。

古典に書かれている病名が、例え、現代のものと同じであっても、時代状況が全く異なるので、具体的な病因病機も変化している可能性が大きい。

実際の治療に際しては、それに適合するように、哲学や原理原則を踏み外すことなく、教科書に書かれている基礎理論を含めた治療法を柔軟かつ大胆に見直す必要があると思われるものは見直すべきである。

時代状況に関わりの少ない、例えば、一般的な運動器疾患や風邪引きのようなものは、古典に書かれているそのままを参考にしても問題は少ないが、現代の時代状況を反映している現代病、生活習慣病に対しては、古典に書かれていることを、そのまま適応することは誤治になる恐れがある。

不妊症と認知症を事例に挙げて解説する。

不妊症

5組に1組の夫婦が不妊症と言われているが、これまでの歴史からは考えられないくらい高い比率である。現代の不妊症は、過去の貧しかった時代のタイプとは異なる現代病の一種といえる。

現代医学では、不妊症の原因として、喫煙、睡眠不足、ストレス、飲酒、活性酸素の問題等を挙げている。

東洋医学における現代の不妊症の主要な原因は、ストレスや運動不足による瘀血や、飲酒、過食による痰湿である。これらの原因は現代医学の原因と、かなり重なり合っている。

戦後の食糧難の貧しかった時代のベビーブームや昔から言われてきた「貧乏人の子沢山」と言われてきたことを考えると、食糧難の時代が不妊症になりやすいとは言えない。

東洋医学では、食糧難が不妊症の原因になるというよりも、腎と生殖能力との関係から、腎虚証であるかどうか、あるいは、重度の血虚証があるかどうかが、不妊症の主要な原因になると考えてきた。貧しい時代はその通りであった。

現代でも、少数ではあるが、先天的な腎虚証タイプや慢性病による消耗から来る腎虚証タイプによる不妊症の人もいる。

しかし、現代における不妊症の圧倒的な原因は、男性の場合はアルコールの飲み過ぎ等による湿熱下注である。

また女性の場合は、ストレスによる肝気欝結や運動不足による瘀血や、甘い物や生野菜等の生ものの食べ過ぎによる痰湿である。

40歳を過ぎた女性の不妊症は、年齢の問題に、これらの原因が加算されると、妊娠は難しくなってくる。

貧しい時代には、腎虚証タイプや他の重度の虚証タイプの人も不妊症になる可能性はあったが、現代と比べると、不妊症の比率は低かった。飽食の時代の現代の方が圧倒的に不妊症になる比率が高い。

現代の不妊症の治療は、その原因に対して、つまり適度なダイエット、ストレス解消、適度の運動等である。それと並行して鍼治療をすれば治療効果が良い。

鍼治療では、ストレスによる肝気鬱結や運動不足による瘀血や、食べ過ぎ、飲み過ぎによる痰湿を取り除くことができる。

卵巣の委縮、卵管の詰り等による不妊症の治療

一見すると、このような不妊症の原因は、腎虚証や肝血虚証等によるものと考えられる。しかし、そのようなケースは稀なケースであり、ほとんどは、ストレスによる肝気鬱結や運動不足からくる瘀血と食べ過ぎによる痰湿による詰まりである。

肝気鬱結タイプの症状としては、全身的冷え性あるいは冷えのぼせが見られることが多い。

肝気鬱結や痰湿による詰まりの程度が酷いと、全身的に気血津液の巡りが悪くなり全身的冷え性になることもある。

さらに、気血の流れが詰まって顔色も青白いとか、低血圧になることもある。脈は、左右ともに気血の流れが滞って脈が感じられないくらいの沈脈、渋脈あるいは脈が触れない脈なしになっている場合も多い。

こういう症状がある人は、一見すると、腎陽虚証に間違えられそうであるが、スポーツをして、いい汗をかくとか、また、ストレスが解消されたときには、気血の巡りが良くなって元気になる。虚証であれば、運動をすると、さらに消耗して疲れる。このようなタイプは、腎虚証ではなく、運動して気血の流れが良くなって楽になる肝気鬱結の実証タイプである。

冷え性と言っても、足が冷えても、頭がのぼせやすいというのであれば、これも肝気上逆して肝火上炎になり、冷えのぼせになるタイプである。腎虚証とは関係ない。

このようなタイプに、お灸をすると、足の冷えが改善しないで、のぼせがひどくなるだけである。治療は肝経の原穴である太衝に瀉法の手技を施して、上昇した気を下すとよい。

不妊症の鍼治療の80％～90％は、肝気鬱結と痰湿の治療ということになる。卵巣や卵子に問題があるような場合、解剖学上、卵巣の位置は肝経の経絡上にある子宮穴（中極の約3寸外方の反応点）の位置と重なるので、肝経の瘀血の詰まりを子宮穴に瀉法をして、卵巣への気血の巡りをよくすることができる。
頭皮鍼は、脳幹線Ⅰ、Ⅱの中焦、下焦。手背鍼は肝経線。（太衝、三陰交、子宮穴で肝経と局所の詰まりを取る）（中焦は肝気鬱結、下焦は局所の詰まりを取る）（手背鍼の肝経線は肝気鬱結の治療）
体鍼の取穴は、内関から間使への透刺、三陰交、陰陵線、太衝、中極局所取穴として子宮穴。手技はすべて瀉法か、平衡法でよい。間違えて補法にすると、邪気がさらに詰まって悪化することがある。
治療効果は、卵巣の委縮は回復して本来の大きさになり、卵子も受精可能な状態になる。体外受精の成功率も画期的に高まる。

男性の不妊症の治療

現代の男性のインポテンツ等による不妊症（インポテンツ、精子の量が少ない、勢いがない）は、腎陽虚証ではなく、アルコールの飲み過ぎ、食べ過ぎ等による湿熱下注や体質的な湿熱証による詰まりがほとんどである。さらに、ストレスによる肝の疏泄作用の低下が加わると一層悪化する。腎虚証による不妊症は10％以下である。

体鍼の弁証配穴は中極、陰陵泉、豊隆、太白、太衝、期門。頭皮鍼は脳幹線Ⅰ、Ⅱの中焦、下焦。手背鍼は肝経線。　手技は全て瀉法。

治療効果は、飲酒、食べ過ぎを控えめにして治療すると効果は抜群である。

認知症の治療

70歳代（ある人は、60歳代、80歳代かもしれない）になると、健康上の最大の不安は、「もしかしたら、自分も認知症になるかもしれない」ということである。

自他ともに、大丈夫だろうと思われる人もいることはいるが、ほとんどの人は、確実に自分は大丈夫という確信が持てない。

伝統的な社会では、老人になると、身体は老化して衰えても、頭の方は、しっかりしていて、老人は一家の知恵袋であった。

また、老化による死が近づいてきても、人間にとって、最も大切な頭の働きは最後まで守られていて、遺言を言ってから死ぬことが一般的であった。

現代は、全く反対になって、身体の方は比較的しっかりしているのに、人間にとって最も大切な精神活動の核心的な部分が十分に働かない認知症になる可能性が大である。

そして、認知症になってから長生きするケースが多くなったので、何とも言いようがない。なぜ、このようなことになったのだろうか。

老化は、腎精不足によってもたらされるが、食糧難による栄養不足の貧しかった時代には、先天の気が後天の気によって十分に補われることがなかったので、老化が急速に進み、人生50年と言われていた。

現代も、老化に伴う腎虚証は進行するが、栄養が十分すぎるほど足りている飽食の時代では、先天の気は後天の気よって、たえず補われるので、腎虚証による老化の進行は遅くなり、90歳代まで長生きするのは、かなり一般的になってきた。

長生きすること自体は喜ばしいことであるが、そのことを素直に喜べない。食べ過ぎ、飲み過ぎによる痰湿が、さらに、持続的なストレスや運動不足による瘀血が、脳や身体に悪影響を与え続けると、脳血管障害を引き起こしやすくなり、物忘れがひどくなり、無気力になり、イライラしやすくなり、このような状態が長期化すると、やがて本格的な認知症になる可能性が出てくる。

認知症の治療は、老化に伴う脳髄不足を補うために、「腎―髄」の関係性から、脳髄を補うために、「腎経の原穴の太谿、髄会の懸鐘を補う」のが、一般的な治療法であった。

しかし、現代の認知症の治療は、その原因である飲み過ぎ、食べ過ぎ、ストレス、運動不足、肩こり等の生活習慣上の問題点を改善してゆくことが、根本的な予防法であり治療法でもある。

鍼治療では、生活習慣によって作り出された痰湿と瘀血を取り除くために、体鍼―神門、内関から間使の透刺、三陰交、陰陵泉、豊隆、太白、太衝、風池、天柱に瀉法。

頭皮鍼―大脳線1、上焦、中焦、肩こり線、頸椎線

手背鍼―肝経線、少陽線、膀胱経1行線の頸椎、胸椎の上焦や中焦の位置

通常の治療は、頭皮鍼プラス手背鍼で行うことが多いが、程度が重い、あるいは、期間が長い場合には体鍼を追加する。5年、10年経過している場合は、治療効果が薄いか、無効の場合もある。

認知症の治療は予防効果が大である。発病を心配している人は定期的に予防的な治療をす

るとよい。

まだ初期症状の段階や、本格化してからの期間が1年未満の場合は、1回目の治療中に顕著な効果が出て、通常の精神状態に戻る場合もある。個人差が比較的大きいので、5～10回の治療回数でかなり安定してくることが多い。

アルコール性の認知症と思われる場合は、アルコールを飲み続けている状態で治療しても、治療効果は薄いか、無効である。

90歳前後の高齢者では、食習慣や、生活習慣を改善し、鍼治療をして認知症が、いったん治癒しても、老化が原因の腎精不足による認知症を発病することもありうる。このような場合は、当然のことながら、痰湿と瘀血の瀉法を続けるのではなく、腎精不足と脳髄を補う治療に切り替える必要がある。

また、虚実が入り混じっている人が多いが、このタイプには、補法と瀉法を同時に行うと良い。

七章　手足のツボ療法

手のツボの位置と作用

手足のツボ療法は、手足のツボを使って全身の気、血、津液（水）の循環をよくする。また、全身の痛みや臓腑病の治療ができる。

手足のツボは、鍼治療に限らず、手技療法（マッサージ）においても良い効果を発揮する。

経絡は、皮膚の表面上においては、1～3㎜くらいの幅の溝状の線になっている。ツボは経絡上の特定の位置にあり、ツボの大きさは、皮膚面では、数ミリ大の窪みとして感じ取ることができる。さらに、その窪みの中心に1ミリくらいの小さな穴を感じ取ることができる。また、経絡やツボは、見慣れてくると目で見えるようになってくる。

経絡やツボに触れると、他の皮膚に触れた感覚とは異なって、溝や窪みになっていることがわかる。ツボは、指圧すると、何か独特の心地よい痛みとして感じることが多い。

・内関と間使

位置―内関は、手首の内側の横紋から2寸（約6㎝）上で、大きな2本の腱の溝にある窪み。

間使は、内関より、さらに1寸上の窪みである。

作用―全身の気のめぐりをよくする。気の巡りが良くなれば血の巡りも良くなる。気血の巡りが良くなれば全身の詰まりや痛みが取れやすくなる。

また、内関は、外科手術の際に、全身の鍼麻酔に使うツボでもある。また動悸、胸痛、胃痛、吐き気、半身マヒの手の拘縮などにもよい。

・四　瀆

位置―前腕の表側の橈骨と尺骨の骨間を走行している三焦経に沿ってできる溝状の線で、肘と、手関節の表側の中心にできる窪み（陽池穴）と肘を結んだ線の中点から、肘方向に1寸（約3cm）寄ったところにできる窪み。
作用―四瀆から三焦経に沿って肘方向へ向かう約2寸～3寸（約6～9cm）の長さの溝状の治療線に、胆経や三焦経の頚や肩こりの反応が出やすい。（三焦経肩こり線）
三焦経肩こり線は、風池穴、天髎穴（三焦経のツボで、肩井の1寸後方）、完骨穴（耳の後方にある乳様突起の下縁で後方の窪み、さらに、胸鎖乳突筋そのもの、肩関節の肩髎穴）等の痛みや凝りの治療に良い。天髎、肩井、風池、完骨は肩こりの局所の要穴である。

・曲　池

位置―肘を曲げた時にできる皺の外端にできる窪み

作用―肩井（肩こりの中心付近で、天膠穴より1寸前方の位置）、肩関節の肩髃穴（大腸経で、肩関節のやや前側方の窪み）の痛みの治療に良い。

リュウマチのあらゆる部位の痛み、アトピー性皮膚炎や蕁麻疹の痒みの治療に良い。（曲池は去風作用やかゆみ止め効果ナンバーワンのツボである）

・手三里

位置―曲池から2寸、手首の方向に寄ったところにできる窪み

作用―肩こり、肩関節の痛み、後頸部の天柱付近の凝り、顔面の痛みの治療効果がある。曲池から手三里までの大腸経の2寸の大腸経肩こり線は、曲池と手三里を合わせた効果がある。（大腸経肩こり線）

・支　正

位置―尺骨後面の骨際を走行している小腸経の溝状の線で、肘頭と手関節のほぼ中央の位置

作用―第7頸椎（頸椎の下方の大きい骨）の下方付近や肩甲骨の中心付近や肩関節の後面

や小指の外側等の小腸経の痛み、痺れ、凝りの治療に良い。

支正から肘頭に向かって尺骨の際に沿って走行する2～3寸の長さの小腸経の溝状の線は、肩関節の後面、肩甲骨周辺の小腸経の治療に良い。

(小腸経肩こり線)

※三焦経、大腸経、小腸経の3つの肩こり線は、頸、肩、腕の凝りや痛みの効果的な治療法である。

・列　欠

位置─親指を上に向けて曲げると、手関節の横紋上に窪みができる。そこから上方に向かって、約4.5㎝のところにある骨が縦にひび割れているような窪み。

作用─頸椎の天柱穴付近、上肢の大腸経、肺経等の痛み、痺れ等の治療に良い。風邪ひきの初期症状や花粉症に良い。

・尺　沢

位置─肘を少し曲げると横紋がはっきり見える。その横紋の中央附近に大きな腱が現れるが、その腱の約5分(約1.5㎝)外方の窪み作用―風邪ひきをこじらせて咳や痰、熱などの症状がある場合や、肺の様々な病気によい。
脳血管障害による半身マヒの肘の拘縮、全ての肺経の痛みや凝りに効く。

足のツボの位置と作用

・陰陵泉

位置―脛骨の内側の骨際を擦上してゆくと、(膝のお皿の下から約３寸下の足三里と同じレベルで)、指が止まる脛骨の大きな曲がり角から、さらに、骨際に沿って斜め上に１寸(約３㎝)上の骨際の曲がり角にできる窪み(陽陵泉と対のレベルになっている)

作用―全身の水の代謝をよくする(脾の水湿の運化作用)。この作用が食べ過ぎや飲み過ぎで悪化する(痰湿が脾の働きを阻害する)と、全身のむくみや重だるさ(頭部や足腰を含む)、下痢、眠気、無気力、小便の様々なトラブル等の症状が生じる。

陰陵泉はこれらの水湿の停滞に伴う症状の治療穴になる。花粉症やアトピー性皮膚炎、慢性鼻炎等の湿熱タイプのアレルギー疾患全般に良い。(花粉症の鼻水や涙、アトピーの皮膚ににじみ出てくる浸出液は湿熱邪そのものである。

脾の水湿の運化作用をよくする治療をすると症状が改善される、長期の治療をすると治癒する。）また、この作用で、全身のむくみやたるみが取れて引き締まるので、美容効果が大きい。地球の重力に逆らって引き上げる力をつける（脾の昇清作用）。内臓下垂全般に良い。さらに、（眼瞼下垂、顔面のたるみ、ほうれい線の解消、胸や尻、腹部等の全身のたるみに効果があり、全身的リフトアップ効果があり、美容効果が期待される）手技は、瀉法が良い。昇清作用の悪化は痰湿が詰まって脾の働きが悪化している実証である。脾気虚による昇清作用の低下によるケースは、現代では稀である。

原穴、兪穴の太白も、陰陵線とほぼ同様の作用があるので併用するとよい。

・三陰交

位置―内果の頂点から3寸（指4本、約9㎝）上の骨際の窪み

作用―補法にすると血を補うことができる。瀉法にすると全身の血行を良くすることができる。

内関から間使の瀉法（気を動かす）、三陰交の瀉法（血に作用する）を組み合わせると気が血を先導して、全身の気血のめぐりを良くすることができる）

具体的には、生理痛や不妊症、無痛分娩など産婦人科系の疾患、心疾患、肩こり、腰痛、全身の皮膚のくすみやシミが改善して色白になる。）

・豊　隆

位置─膝のお皿の下縁付近から約1寸外方にある大きな窪み外膝眼）と足関節の前方にある大きな腱のすぐ外側にできる窪み（解谿）を直線に結んだ線の中点を確定する。その中点は、脛骨が尾根状になっている高いところから、2寸（約6㎝）外方の窪み

作用─全身の痰湿を取る。全身的な浮腫や重だるさ、風邪ひきのときなどにでる痰。鼻水、鼻つまり、頭重や眩暈、眠気、無気力、痰による喉の詰まり、美容

・足三里

位置─膝のお皿の下から3寸（指4本、約9㎝）下で、脛の骨の尾根状になっている高いところから1寸外方に、約1㎝幅くらいの大きい腱の束がある。その腱の束は2本の腱でできているが、その2本の腱の間にできる溝があり、その溝の中で窪みになっているところ。

作用─胃痛や胃もたれ、食欲不振、異常食欲等の胃の全般的症状に良い。下痢や便秘、下肢

の胃経の痛みや重だるさ、顔面の胃経の痛み等の顔面の諸症状、美容効果。
慢性病等で体力を消耗し、全身的な倦怠感や無気力になった場合に、補法の手技をすると食欲が出てきて元気になれる。

・太　衝

位置―足の親指と第２指の間にできる溝を指の根元に向かって約１寸５分（4.5㎝）擦上してゆくと、２本の指の足の骨が交わるところで指が止まる。そこにできる窪み

作用―肝気欝結や肝気上逆に伴う症状全般に、またストレスが原因のほとんどの病気に良い。

具体的な症状としては、イライラ感、怒りっぽい、落ち込み、気持ちが固まった感じ、涙を伴った自殺願望、冷えのぼせ、肝気鬱血による血の流れの詰りが原因の全身的冷え性や低血圧や遅脈や脈なし、頭部の熱感や膨張感、頭頂部や頭の内部の中心付近や目の奥の痛み、ほぼすべての眼病、眩暈、突発性難聴、顔面痙攣、左側（肝病は左側に症状が出やすい）の頚や肩こりや頭痛、季肋部痛、生理痛、生理不順、不妊症、全身的で脈絡のない筋肉痛、全身のあらゆる震えや震顫、自律神経失調症の大半、下痢と便秘の繰り返し、腹部の膨満感、原因不明の高熱のほとんど、顔面のクマやくすみ、皮膚のカサカサ感、肝経の走行線上の少腹

部・鼠径部・膝の内側の痛み、美容全般、とくに表情が良くなる。

・**委　中**

位置―膝の裏側の横紋の真ん中にできる窪み

作用―腰痛、仙骨部の痛み、下肢の裏側の痛み、重だるさ、シビレ、足の裏の痺れや痛み

・**丘　墟**

位置―胆経線上で、足関節の外側にできる溝状の線上で、外果の下端から、やや斜め上の溝状の線に沿って約1寸前面に寄ったところにできる窪み

作用―局所の捻挫、少陽胆経・三焦経の偏頭痛、頸部の風池の痛みや肩凝り、熱感

・**太　谿**

位置―内果とアキレス腱の間の中心にできる窪み

作用―老化や慢性病で衰えて、温める力が弱くなった全身的寒がり、腎虚証による生殖機能の衰え、足腰の無力、老人性の小便のトラブル（現代では湿熱下注の実証が大半であるので瀉法にする）

・復　溜

位置―太谿の直上2寸の窪み

作用―老化や慢性病で体力が衰えて冷やす力や潤す力が弱くなった症状、手足や胸のほてり、口渇、不眠、足腰の衰え、老人性の耳鳴り・難聴（現代では、ほとんどが実証である）

手技＝経絡、経穴、治療線に触れた時の感覚

経絡や頭皮の治療線は、指で軽い圧をかけて皮膚の表面をすべらしながら撫でてゆくと、数ミリくらいの幅で、深さは1ミリくらいの浅い溝状の線になっていて、他の皮膚の感触とはやや異なる独特の滑らかさや弾力性を感じることができる。

経穴（ツボ）は、溝状の線を撫でてゆくと、窪みになっていて、圧力を加えると他とは違うツボ独特の感覚がするところである。

経絡や治療線の中を流れている気を捉えて手技をする。筋肉層に存在する経絡や治療線には気が流れている。手技療法を行うときは、経絡や治療線は筋肉層の中を流れているので、その深さに届くように適度の圧力（症状によって圧力のかけ方も変化する）を加える必要がある。強すぎると、経絡の深さを突き抜けるし、弱すぎると経絡に届かない。心地よい軽い痛みを伴った感じ（症状によって感じ方が多少異なる）というのが、経絡に、丁度、届いた適度な圧ということになる。これが経絡の中を流れている気を捉えて（得気）治療するということになる。

手技療法における瀉法、補法、平衡法

手技は、実証には瀉法、虚証には補法、虚実夾雑証には平衡法（平補平瀉）を行う。

瀉法の手技は、イメージとして表現すると、指を使って経絡の中を流れている気を捉えた状態で邪気を引っ張り出す、つまみ出す、外回りにして捨てる、出血しそうなくらいひっかく、経絡の気の流れを逆流させるような手技をする。

補法の手技は、イメージとして表現すると、指で気を捉えた状態で、正気を補うように押す、あるいは入れる、内回りにする、経絡の気の流れに沿うように手技を行う。

平衡法の手技は、経絡や治療線の気が流れている深さに、丁度、指の圧力が届く状態にして、指を上下に、あるいは左右へ交互に均等に動かす、また、左右への回転も交互に均等に

行うようにする。

平衡法は、一般の人が行う手技としては無難な手技である。

平衡法はアンバランスを調整する作用があるので、虚証あるいは、実証に関わりなく、ほぼ全ての病気や症状に対応できる。

治療効果については、極度の実証や極度の虚証にはプラス効果は薄くなる可能性があるが、マイナス効果はほとんどない。

平衡法の手技は、虚実や過不足のアンバランスを調整するためのものなので、手技そのものもアンバランスを調整するように行う。

穴あるいは治療線、経絡（手技療法では、穴に対して治療するが、経絡の一定の長さに対して治療することが多い）に対する手技の時間は、病の種類や軽重、患者の体質を考慮して、30秒～5分間くらい行う。

八章　現代社会のストレスの特徴と現代病

病気の原因に対応した治療をする

一般の按摩指圧マッサージは、診断らしい診断も行わないままで、定型化された仕方で、ほぼ一律に行われることが多い。

診断のない治療というものは、医学レベルの治療とは言えない。また、すべての人に、ほとんど一律の治療をするというのは、それぞれの患者の主訴や症状や病気の種類そして体質が無視されていることになる。

その定型化された治療法は、半世紀以上前に、定式化された方法と、ほとんど同じものが、現代でも行われている場合が多い。

半世紀以上前の、栄養不良、重労働、短命の時代においては有効であったものでも、現代の、食べ過ぎ、飲み過ぎ、ストレス、運動不足、長寿の時代において、同じやり方をすると、無効であるか、場合によっては症状が悪化する。

按摩指圧マッサージを受けると、その時は、一生懸命にやってくれて、気持ち良い感じもしたが、揉み起こして、後で、もっと悪くなった。あるいは私には合わなかったという声をよく耳にする。これらは、いずれの場合も、診断を間違えて誤った治療をした可能性が大きい。

マッサージにおける医学レベルの治療とは

按摩指圧マッサージによる医学レベルの治療をする場合は、主訴や症状を聞いて、脈診、舌診、経絡をチェックする等の総合的な診断をしてから治療する必要がある。

本来的には、このような診断法で相当正確な診断ができることになっているが、実際には丁寧な診断をしたとしても、診断を間違えることが一般的である。

とりわけ教科書に書かれている問診や脈診も、基本的には半世紀以上、前に書かれた内容なので現代人には通用しない場合が多い。

教科書を現代に見合ったものに書き直す必要がある。ここでは、この診断法は、とりあえず、脇において、一般の人にも、使えるような診断法を紹介する。

また、例え、診断で虚実の判定が曖昧であっても、手技そのものは虚実のいずれにも対応できる鍼治療や手技療法において、固有の自己調節作用が発揮される「平衡法」を採用しているので、実際上は、問題が起こらない。

現代は、栄養不良の時代から、人類史上、初めて飽食の時代になった。食べ物が不足して病気になるというのは、極端なダイエットや偏食などの例外的なケースがあるが、ほとんどの場合、食べ過ぎがベースになって、様々な病気になる時代である。

したがって、半世紀前の人々にとっては、不足していたものを補う補法は適していた。しかし、現代は、取り過ぎて詰まって苦しんでいるものを取り除く、あるいは詰まりを通す瀉法が適している人がほとんどである。

にもかかわらず、現代も、補法がメインの手技が行われている。丁寧に手技をすればするほど、もみ返しを起こしやすくなる。

現代病の象徴であるパソコン・スマホ病

この仕事の特徴は、長時間、座ったままで身体は動かさない状態で、眼と指と頭の中だけを酷使している。

このような状態は、あまりにも不自然で、アンバランスな不健康極まりない仕事の仕方である。

さらに、仕事内容、納期、職場の人間関係等の様々なプレッシャーとストレスを抱えながら仕事をしている場合が多い。

それで、肉体的、精神的疲労が重なって、複雑で、きつい症状が出てくるが、効果的な治療法がない。多くの人は、マッサージ等の治療を受ける人が多いかもしれない。治療中は、気持ち良さもあって症状のつらさが紛れることもあるが、後ほど、もみ返しで、大変なことになることがある。

具体的な症状としては、眼精疲労、頸部・肩の凝り、指のシビレやこわばり、片頭痛、顎関節症、イライラ感、耳鳴り、めまい、吐き気、冷えのぼせ、不眠症、腰痛、最後には過労死もある。

現在のところ、どんな医療機関に行っても、このような症状をトータルに効果的に治療してくれるところはないと思う。例え、一時的に、改善されても、この仕事を続ける限り、すぐに症状は逆戻りしてしまう。

仕事を辞めるか、仕事の仕方を思い切って改善するしかないと思う。

例えば、改善策として、1時間以上連続してやらない。こまめに休憩を取り、短時間であっても、全身的な体操をする。この仕事だけでなく他の仕事もする様にする。このような改善策を取ると、症状はかなり改善される。

国が積極的な行政指導をするとか、法的規制をする必要があると思う。

パソコン・スマホ病の総合的な治療法

・頭皮ツボ療法—大脳線1、脳幹線Ⅰ・Ⅱの中焦、大脳線Ⅳの上肢線、肩こり線、頸椎線、少陽後線

・手背ツボ療法—膀胱経 1行線、少陽線、肝経線

・手足のツボ療法—大腸経肩こり線、少陽経肩こり線、小腸経肩こり線、風池、天柱、かん骨、肩井、天髎、天宗、太衝、丘墟

・耳ツボ療法—神門、肝、頚、肩、心、眼、内耳

この治療で、この病を一括治療できるが、また、同様の仕事を続けると逆戻りする。

この病は、更年期と重なると深刻な状態になる恐れがある。

さらに、症状が進行すると鬱病になる恐れが出てくる。場合によっては若年性の認知症の初期症状が出始めることもある。

現代のストレスの特徴

現代の病気の原因は、食べ過ぎと共に、ほとんどの場合、ストレスが関与している。ストレスは、種類が違っても、いつの時代にもあったと言えるが、現代のストレスの特徴はどういうものなのか。

雇用や賃金制度の時代的な変化を見てみると、一昔前は、終身雇用制で、年功序列型賃金であった。この制度は、市場原理からすると、不合理であったので、そのことによる不満があったが、生活給としての性格が強かったことや、年功序列賃金であったので、各世代の生活が比較的安定していた。人間関係においても、伝統的な価値観も影響していて、年功序列の秩序の枠内に限定された競争関係であった。

現代の雇用や賃金は、基本的には歪んだ市場競争原理で決まっている。

歪んだ市場競争原理の下では、競争関係で不利な立場に置かれている人にとっては厳しい生活を強いられることになる。例えば正規雇用と非正規雇用の格差はご存知の通りである。また、一人暮らしのときは、何とかやってゆけるが、結婚して子育てをするようになると、それに見合って給料が増えるわけではないので、生活が厳しさを増してくる。それを考えると結婚して子育てをする余裕がないということで結婚をためらう人も出てくる。

余裕のないぎりぎりの生活をしている人にとっては、生活の歯車がちょっと狂うと、現代版の貧困層になる可能性が大である。

現在、有利な立場にいる人であっても、それがいつまでも保証されているわけではないので、将来の不安が消えることはない。

現代のストレスの特徴は、厳しい市場競争原理の下に置かれているので、一見すると、合理的な仕組みが貫かれていて風通しが良いと思われがちであるが、現実の人間関係においては、弱肉強食の要素が作用して、人間的な温かさが消えて、神経をすり減らすような精神状態に陥っている場合が多い。

時代の変化とともにストレスの種類や性質も大きく変わってきた。

例えば、女性の地位の大きな変化、核家族化、少子高齢化、一人暮らしの老人の孤独等、家庭環境の構造的な変化に伴う問題が、半世紀前にはあまり見られなかった新たなストレスの種になってきた。

このような種類の問題と、伝統的な地域社会の崩壊や新たに発生した社会問題とが連動して、複雑で深刻なストレス社会が形成されている。

最近、愛媛県で、芸能関係で仕事をしていた16歳の少女が自殺した事件が報道された。自殺した背景が報道されるにつれて、あまりにもショッキングで、むごたらしいものであった。わずか16歳の少女が、芸能界でのすさまじい競争関係の中で犠牲者にされた。このような事件が生み出されるストレス社会というものが根本的に問い直されるべきである。

われわれは、何を目指して生きているのだろうか。お金のため、お金は必要だけど、お金よりも大切なものがあるのじゃないだろうか、人を蹴落としても競争社会で勝ち残ること、それとも、みんなで協力して共に生きること、幸せって何なのか、じっくり考えてみたい。

ストレスによる病気は、どのような人間関係、どのような社会から生み出されてくるのだろうか。病気は医学の問題であるが、それ以上に、今、生きている社会の問題の解決が病気の最大の治療法であるかもしれない。

莫大な医療関係費の一部が、病気にさせられるストレス社会の改善のために使われたら、どれだけ多くの人が病気にならないで済むようになるかもしれないと思う。

ストレス社会の光明

現代の老人施設の本質的な性格は、現代版姥捨て山であり、また、入所させられた老人は、一律に、半人前扱いをされて、お骨になる日まで出られない社会から隔離された老人の収容所である。

ところが、家庭環境や地域社会の状況変化に対応して、新たな地域社会の核として期待される画期的な老人施設が登場してきた。

先ず、老人自身の希望や自由意志（施設への入所、出所を含めて）が尊重され、さらに、仕事ができる能力があって仕事をしたい人は仕事ができる、家族や一般社会との交流も自由にできるように工夫されている施設である。

もちろん、病気になった時や心身が不自由になった時は、病院と提携して対応できるようになっている。

老人施設の在り方が、核家族化に伴う人間関係の問題や世代間の断絶や地域社会の崩壊に対応して、施設の構造や運営の仕方まで工夫されている。

これまでの隔離された老人施設というイメージとは正反対に、老人の施設が家族や世代間の交流の場となり地域社会の交流の核になる可能性も持っている。

これまでの一般的な基準や価値観にこだわらずに、世代を超えて家族や地域の人々が自由に交流できて共感しあえるような関係性が、この老人の施設の中に組み入れられている。

この老人施設は、現代のストレス社会の光明になるかもしれない。

手技療法は、ストレスの根源にまでさかのぼって一人一人のストレスについても思いをめぐらしながら、効果的なストレス解消と病気の治療を行うものである。

治療後は、痛みや苦しみが軽減されるとともに、頭も、目も、すっきりして、気分がよくなるようにする。

手技療法は、患者さん自身で、家庭内で、友人間で行える治療法でもある。

さらに、病気の原因になるようなストレスそのものの解消に向けて、個人として、家庭内で、友人の間で、社会的関係性の中で努力してゆくとよい。

九章　適応疾患

脳が原因の病気

脳が原因の病気は、頭皮治療法は脳そのものに作用しやすいので得意分野になる場合が多い。現代医学の常識とは関わりなく、これらの疾患は治療しやすい。

また、脳は身体の司令塔であるので、ほとんど全ての病気も治療対象になる。

認知症

頭皮ツボ療法─大脳線Ⅰ・大脳線Ⅲ・脳幹線Ⅰ、Ⅱの上焦、中焦・肩こり線、頚椎線（口絵参照）
手背ツボ療法─少陽線・肝経線・膀胱経Ⅰ行線の頚椎の部分
手足のツボ療法─内関から間使・神門・太衝・豊隆・陰陵泉・三陰交・風池・天柱
「認知症は、脳が直接的な原因の代表的な病気なので、現代医学では難病であっても、頭皮治療法を使用すると治しやすい。
最近、認知症になったという人は、数回の治療で治癒することもあるが、通常は、比較的短期間で、大きく精神状態が改善することが多い。

しかし、本格化して、5年、10年と経過した人の治療は難しい。認知症の予防的な治療は、最も賢明なやり方であり、その予防効果は高い。

イメージ的に言えば、この治療法は、長年かけて、食べ過ぎ、飲み過ぎ、薬害、ストレス、運動不足等で、脳に溜まったヘドロのようなあらゆるごみ（痰湿や瘀血）を効果的に掃除する治療法であるので、ヘドロのようなごみが脳に詰まって引き起こされた全ての脳が原因の病気は治療しやすい。

治療直後に、眼が明るくなり、見えやすくなる。また頭がすっきりしてくる。このような変化が現れてきたら、頭のごみ掃除が一時的であっても、上手くできたことになる。治療の回数を重ねると治癒する可能性が大である。


脳梗塞、脳出血、くも膜下出血の後遺症による片麻痺

頭皮ツボ療法―大脳線Ⅰ、上肢線、下肢線、顔面線、脳幹線Ⅰ、Ⅱの中焦
手背ツボ療法―膀胱経Ⅰ行線・膀胱経Ⅱ行線・少陽線・肝経線

手足のツボ療法―内関から間使・三陰交・足三里、風池・天柱・極泉、尺沢・委中・三焦経肩こり線、大腸経肩こり線・小腸経肩こり線

いずれの治療法単独でも治療できる。組み合わせるとさらに効果的である。

「脳梗塞の治療は、発病後、症状が落ち着いてきたら、できるだけ早く治療すると効果的である。

発病後、1週間以内、時には数か月以内であれば、1回目のこの治療法を開始して、30分もしないうちに半身まひの症状が驚くほど改善し、寝たきりであった患者でも歩き始めることがある。

脳出血の場合は、血圧等の様態が完全に落ち着いたら、治療を早めに開始すると良い」

小脳変性（梗塞）

頭皮ツボ療法―小脳線、脳幹線Ⅰ、Ⅱの中焦、大脳線Ⅳの下肢線

手足のツボ療法―内関から間使、太衝

「平衡感覚が悪化して車いすに乗っている人でも、数回の治療で、ふらふらしながらでも

自力で歩行できるようになることがある。

感覚性失語症

頭皮治療法―失語線、脳幹線Ⅰ、Ⅱの中焦、大脳線Ⅰ
手足のツボ療法―内関から間使、風池
「脳血管障害による感覚性失語症の場合、たいていの場合、10回程度治療すると、言語能力はほぼ正常に戻ることがある」

ストレスが原因の病気の治療

鬱病、不眠症、統合失調症、自律神経失調症
これらの疾患は、ほとんどの場合、ストレスが主な原因で、食べ過ぎ、運動不足も脳に影響して引き起こされたものなので治療効果は出やすい
・頭皮ツボ療法―大脳線Ⅰ・大脳線Ⅲ・脳幹線Ⅰ、Ⅱの上焦、中焦・肩こり線
・手背ツボ療法―肝経線・少陽線の頸椎線の部分、頸椎線

・手足ツボ療法―神門・内関から間使・三陰交・太衝・風池・豊隆と陰陵泉（鬱病、統合失調症に追加）

病気の経過が長期間の場合や重度の場合は、治療困難なこともあるが、通常は、治療効果は良い。

とくに、鬱病そのものは効果が出やすいので、短期間で治癒することがあるが、抗うつ剤の問題が残る。薬を急に止めると、リバウンドの問題があるので要注意である。治療を頻繁に行えば、リバウンドは軽減される。

嗜眠・集中力の欠如・無気力・頭が締め付けられる等の症状の治療

これらの疾患は、甘いもの、脂っこいものの食べ過ぎ、アルコール等の飲み過ぎにより、ヘドロのような痰湿とよばれる病理産物が脾胃（中焦）で作られる。痰湿が脳に作用すると、これらの症状が引き起こされる。

天候に左右されやすく、雨が降りそうになると外湿にも影響されて症状が悪化しやすい」

・頭皮治療法―大脳線Ⅰ・脳幹線Ⅰ、Ⅱの中焦

・手足のツボ療法―陰陵泉・豊隆・頭維、太白
治療効果は、即効性があるが、食習慣を改めなければ治癒することは難しい」

婦人科疾患の治療

生理痛・生理不順・少腹部痛・季肋部痛・冷えのぼせ・イライラ感・若い女性の低血圧・眩暈・更年期障害・不妊症

(気血両虚に間違われやすいが、肝気鬱血によって血の流れが詰まって低血圧になっている)

・頭皮ツボ療法―大脳線Ⅰ、大脳線Ⅲ、脳幹線Ⅰ、Ⅱの中焦、下焦・肩こり線（冷えのぼせ、イライラ感、眩暈の治療に追加）
・手背ツボ療法―肝経線・少陽線
・手足ツボ療法―内関から間使・太衝・三陰交・風池（冷えのぼせ、イライラ感、眩暈に追加）、
これらの疾患は、現在では、ほとんどの場合、実証であるので、手技は、全て瀉法になる。

婦人科疾患は、たとえば、生理痛、季肋部痛、冷えのぼせ、イライラ感、眩暈等は、その都度、治療すれば症状は大幅に改善する。しかし、ストレスに影響されやすいので、ストレ

スを受けると症状が悪化しやすい。

また、生理前に症状が悪化しやすい人が多い。こういうタイプの人は、生理の数日前から治療すると生理痛はかなり軽くなる。このような治療を３～４か月続けると、生理痛はその後なくなる可能性がある。

更年期障害は、治療しても、数年間は継続する可能性があるが、ほとんどの場合、期間を大幅に短縮することはできる。

また、治療を継続すると、症状の程度は大幅に軽減される。また、治療をした人は、更年期の時期を終えると体調が好転し、老後は元気に過ごせる可能性が大きくなる。

不妊症の原因は、何かが不足しているとか、腎虚証であるというようなケースもあるが、それは、現代では、まれなケースであり、ほとんどの場合、ストレス、食い過ぎ、飲み過ぎ、運動不足が主な原因である。これらの原因で、卵巣や子宮に通じる経絡の気血の流れが詰まりがちになって、結果的に、卵巣が栄養不足になって委縮する、卵子も勢いがなくなって受精不能になる。

また、卵管が詰まって卵子の通り道が塞がれる。さらに、着床しても、子宮への血流が滞って流産しやすくなる。

治療は、補うことではなく、詰まりを通すことである。食事やストレスの問題をはじめとして生活習慣を見つめ直すことが大切である。

補うような漢方薬を飲まされると本格的な不妊症になるので要注意である。

心疾患の治療・動悸・胸痛・不整脈

・頭皮ツボ療法─脳幹線Ⅰ、Ⅱの上焦・中焦・大脳線Ⅰ、脊柱線の胸椎線の上半分の治療線で、脊柱線の2～3㎜外方の治療線
・手背ツボ療法─肝経線、膀胱経1行線の胸椎の上半分の部分（厥陰兪、心兪の位置に相当する部分）
・手足ツボ療法─神門、内関、膻中、三陰交、豊隆
心の瘀血や痰湿の詰まりによる心筋梗塞等の諸症状は治療することで大きく改善され、再発の予防効果も高い。

眼科疾患の治療

カスミ目・視力の低下・目の奥の痛みや重さ・視野の欠損・ドライアイ・黄斑変性・緑内障・白内障・疲れ目

・頭皮ツボ療法―大脳線Ⅰ・脳幹線Ⅰ、Ⅱの中焦、肩こり線、頸椎線の外方2～3㎜
・手背ツボ療法―肝経線・少陽線（頸椎の部分）、膀胱経Ⅰ行線の頸椎の部分
・手足のツボ療法―太衝・三陰交・陰陵泉（ドライアイには使用しない）・光明（外踝の上5寸、骨際の前側の窪み）、風池、天柱

眼病は、病名に関わらず、目は肝との関係が深く、また、湿熱証の場合が多いので、瀉法の手技になる。治療効果はよく即効性がある。再発を繰り返す場合でも、あきらめずに根気よく治療することが何よりである。例えば、黄斑変性で片方は、すでに失明し、残りの眼も半年もしないうちに失明すると言われていたが、半年位根気よく治療を続けたら、パソコンもできるようになり、日常生活上、あまり問題がない程度にまで回復した。

耳の疾患の治療・突発性難聴

・頭皮ツボ療法─大脳線Ⅰ・脳幹線Ⅰ、Ⅱの中焦・少陽後線・肩こり線
・手背ツボ療法─肝経線、少陽線（頸椎の部分）
・手足のツボ療法─太衝・丘墟、翳風、聴宮、風池、天柱、肩井から肩髎
・「耳ツボ療法─突発性難聴には、内耳と肝と神門のツボに植物の小さな種をバンソウコウで正確に貼って、1日に5～6回撮んで刺激する。
　1週間以内に剥がす。正確に、種がツボにあたると相当の痛みがあるが、著効あり」

老人性の耳鳴り、難聴

・頭皮ツボ療法─少陽後線・脳幹線Ⅰの下焦（手技は補法）、肩こり線
・手背ツボ療法─少陽線（頸椎の部分）
・手足のツボ療法─復溜（補法）
「耳ツボ療法─老人性難聴には、内耳、腎、神門の耳ツボが著効」（口絵参考）

鼻の疾患の治療・蓄膿症

・頭皮ツボ療法―大脳線Ⅰ・脳幹線Ⅰ、Ⅱの上焦、中焦・肩こり線・頸椎線（督脈の外方２～３㎜）
・手背ツボ療法―膀胱経１行線（胸椎の上半分の肺兪と下半分の脾兪に相当する部分）
・手足のツボ療法―尺沢・豊隆

前頭痛

何かを被っているような頭重・締め付けられるような頭重・低気圧がやってくると悪化する頭重
・頭皮ツボ療法―大脳線Ⅰ・脳幹線Ⅰ、Ⅱの中焦
・手足のツボ療法―豊隆・陰陵泉・頭維
身体の内側の脾胃で作られた内湿と雨の外湿が相互に影響して身体の重みと共に、前頭部を中心とする頭重になることがある

頭頂痛・頭の内部の中心付近の痛み・目の奥の痛み

・頭皮ツボ療法―大脳線Ⅰ脳幹線Ⅰ、Ⅱの中焦
・手背ツボ療法―肝経線の中焦の部分
・手足のツボ療法―太衝・百会、風池

これは、ストレスが原因の頭痛であるが治療効果は良い。ストレスが持続している場合は再発しやすい。

側頭部痛・偏頭痛・風池やコメカミ付近の痛み、拍動、のぼせや熱感を伴った痛み

・頭皮ツボ療法―大脳線Ⅰ・脳幹線Ⅰ、Ⅱの中焦・少陽前線・肩こり線
・手背ツボ療法―少陽線の頸椎と胸椎の中焦（肝胆の部位）
・手足のツボ療法―丘墟・太衝・風池

ストレスが原因で、足の冷えと頭ののぼせがある場合、側頭部痛が出やすい。治療効果がよいが、ストレスとともに再発しやすいので精神安定する必要ある。

胃腸の疾患の治療・胃痛・下痢・便秘

・頭皮ツボ療法―脳幹線Ⅰ、Ⅱの中焦
・手背ツボ療法―膀胱経Ⅰ行線の中焦の部位、肝経線（中焦の部位、ストレスが原因の場合に追加）
・手足のツボ療法
「胃痛」：足三里
「下痢」：陰陵泉
「便秘」：上巨虚
・ストレスが原因の場合：太衝を追加
これらの疾患は食事内容が原因の場合と、ストレスが原因の場合がある。

頻尿・浮腫の治療

・頭皮ツボ療法―脳幹線ⅠⅡの中焦・下焦（口絵参照）
・手背ツボ療法―膀胱経Ⅰ行線の脾兪や腎兪に相当する部位

・手足のツボ療法─陰陵泉、中極（口絵参照）
・虚証タイプの場合─腎経の太谿に補法
一般的には、飲み過ぎ、食べ過ぎが主な原因の下焦湿熱証であるが、老化の進行や深刻な慢性病で消耗した患者には虚証タイプの場合もある。

めまいの治療

・頭皮ツボ療法─大脳線Ⅰ・脳幹線Ⅰ、Ⅱの中焦・肩こり線への瀉法、例外的に脳幹線Ⅰの下焦への補法（肝陽上亢等の虚証タイプには補法）
・手背ツボ療法─少陽線・肝経線への瀉法（頭が熱くて膨張するような感じがある場合）あるいは、膀胱経1行線の肝兪相当する部位（中焦）への瀉法（気血の巡りが詰まって悪化して低血圧の症状がある場合）
・手足のツボ療法─太衝・丘墟（肝気鬱結あるいは肝火上炎タイプのめまい）
─陰陵泉・豊隆（頭が重い、雨降り時に悪化しやすい、眠い等の症状がある痰湿タイプのめまい）

虚証タイプのめまい：復溜あるいは三陰交の補法（腎陰虚証）、足三里の補法（脾気虚や気血両虚）

虚証タイプのめまいは、全体的には少数であるが、老化現象が著しい老人や慢性病で衰弱した患者にみられる。

風邪ひきが長引いて深い咳と痰が止まらない時の治療

・頭皮ツボ療法―脳幹線Ⅰ、Ⅱの上焦と中焦、大脳線Ⅰ
・手背ツボ療法―膀胱経一行線の胸椎の上半分で、肺兪に相当する部分
・手足のツボ療法―尺沢・豊隆、天突

アレルギー性疾患の治療

花粉症・アトピー性皮膚炎・アレルギー性喘息・アレルギー性鼻炎

・頭皮ツボ療法―大脳線Ⅰ・脳幹線Ⅰ、Ⅱの上焦・中焦・肩こり線
・手背ツボ療法―膀胱経1行線の肺兪、脾兪（中焦）に相当する部位

・手足のツボ療法―曲池・列缺・尺沢・陰陵泉・太白・豊隆・太衝

アレルギー性疾患は、湿熱体質であることが共通しているので、病名は異なっていても、治療法はほぼ共通している。症状は、とりあえず、その場で改善されるが、湿熱体質を改善するためには、かなり長期の治療が必要な場合がある。

アルコールや、甘いもの、生ものを控えること、また、ストレスで悪化しやすいので気をつける等しながら治療を継続すると、臨床上、治癒しやすくなる。

腰痛・脊柱管狭窄症・坐骨神経痛の治療

・頭皮ツボ療法―腰椎線・仙骨線（仙骨部に症状がある場合に追加）・脳幹線Ⅰの下焦・中焦（湿邪による重だるい症状がある場合や脊柱管狭窄症に追加）・下肢線（下肢に症状がある場合に追加）・股関節線（股関節に症状がある場合に追加）

・手背ツボ療法―下後谿（脊柱の督脈に症状がある場合）・膀胱経Ⅰ行線の腰椎の部分・膀胱経Ⅱ行線の腰椎の部分・少陽線（少陽胆経に症状があれば追加）

・手足のツボ療法―委中・束骨と足の臨泣（雨が降りそうになると症状が悪化し、湿邪による重だるさが出る場合、五兪穴の体重節痛を主る兪穴を使う）・崑崙と陽輔（寒邪による冷えがある場合は、五兪穴の喘咳寒熱を主る経穴）

これらの疾患には、頭皮治療法と手背治療法の併用が必要な場合がある。症状が慢性化している、あるいは、重症の場合は、身体の手足のツボも併用する。さらに、腰部の局所治療を追加した方が良い。

頚椎症・五十肩、肩関節痛・肩こり・上肢の痛みや痺れ・腱鞘炎の治療

・頭皮ツボ療法―頚椎線・肩こり線・上肢線（上肢に症状がある場合）

第２頚椎の外方の天柱付近に症状がある場合は、頚椎線の上方部分と手足のツボ療法の曲池と手三里がよい。

第７頚椎や第１胸椎付近の外方に圧痛があり、肩や上肢の小腸経に症状がある場合は、頭皮ツボ療法の頚椎線の下方がよい。）

・手背ツボ療法―膀胱経Ⅰ行線の頚椎の部分

・少陽線の頚椎の部分（風池付近に症状がある場合）・肝経線の頚椎の部分（胸鎖乳突筋附

近に症状がある場合）
・下後谿（頸椎の中心線の督脈や膀胱経に沿って症状がある場合、肩甲骨の中心部や肩関節の後側、小指の外側などの小腸経に症状がある場合）
肩こり、肩関節痛、肘関節痛、手関節痛、腱鞘炎、指の痛み等の治療は、頸椎部分の凝りや痛みが原因である場合が多いので、頸椎部分の治療をすることが有効な場合が多い。

左側にくる肩こりは、肝病は左側に出やすいので、ほとんどの場合、ストレスが関係していて肝気鬱結がベースになっている肩こりが多い。右側の肩こりは、パソコンやゲーム、仕事のやりすぎの場合が多い。

肩こりは、局所の圧痛点の治療が有効である。

膝痛の治療
外傷などが原因の痛み・腰痛や股関節痛が原因の痛み・慢性的胃痛や便秘が原因の膝のお皿の周りの痛み・婦人科疾患や精神科疾患が原因の膝の内側の痛み
・膝痛（外傷が原因）

・頭皮ツボ療法―下肢線
・手背ツボ療法―膀胱経の膝の後側の横紋の中心部の窪みの委中附近の痛みや膝のお皿附近の痛み‥膀胱経Ⅰ行線の腰椎の部分
少陽胆経の膝の外側の痛み‥少陽線の腰椎の部分
肝経上の膝の内側の痛み‥肝経線の腰椎の部分
・膝痛（腰、股関節が原因）
・頭皮ツボ療法―腰椎線・仙骨線（仙骨に痛みがある場合）股関節線・下肢線
・手背ツボ療法―膀胱経１行線・膀胱経Ⅱ行線、下後谿（督脈や膀胱経に痛みがある場合）、少陽線（股関節痛や下肢外側の少陽線の痛み）
・「腰、股関節に原因があって膝の痛みが出ることが多い。その場合の治療は原因である腰や股関節を中心に治療することになる。」
・膝痛（胃痛、便秘が原因）
・頭皮ツボ療法―脳幹線Ⅰ、Ⅱの中焦・下肢線
・手背ツボ療法―膀胱経Ⅰ行線の胸椎の下半分の部分（脾俞、胃俞に相当する部分）

・手足のツボ療法―足三里から下方15㎝くらいの胃経が固くなっている部分を下から上に向かってマッサージをする。

「慢性的な胃腸病があると、脾胃の経絡が膝を通過するので、膝のお皿の周辺に痛みが出ることがある。脾胃の治療が膝の治療になる」

・膝痛（婦人科、精神科が原因）
・頭皮ツボ療法―大脳線Ⅰ、脳幹線Ⅰ、Ⅱの上昇、中焦・下焦、下肢線
・手背ツボ療法―肝経線の中焦、下焦の部分
・手足のツボ療法―太衝・曲泉（膝の内側）

婦人科疾患（生理痛、不妊症等）や精神科疾患（鬱病等）で、膝の内側を通過する肝経上に痛みが出ることがある。膝の痛みの原因である婦人科疾患や精神科疾患を治療することで膝の痛みも良くなる。

通常、膝の痛みには、膝だけの局所治療をするが、膝の痛みの原因はいろいろあるので、その原因に見合った治療をする必要がある

リュウマチ

・頭皮ツボ療法―脳幹線Ⅰ、Ⅱの上焦（去風）、中焦（去湿）・上肢線、頸椎線、肩こり線（上肢に症状がある場合）・下肢線、腰椎線（下肢に症状がある場合）

・手背ツボ療法―膀胱経Ⅰ行線、膀胱経Ⅱ行線、（上肢の治療には頸椎の部分、下肢の治療には腰椎の部分を治療すると効果的である）、少陽線（三焦経、胆経に症状がある場合）、下後谿（上肢の小指の外側の小腸経、下肢の膀胱経、頸椎や腰椎の中心線付近の督脈や膀胱経に症状がある場合）

・手足のツボ療法―曲池（風邪に先導されて侵入した湿邪に侵されたリュウマチの治療は全身の去風作用がある曲池で治療する）・陰陵泉（むくみや重だるさは湿邪によるので、去湿作用がある陰陵泉で治療する。）、この２穴で、急性期のリュウマチにも対応できる。（膝の炎症や痛みで手技療法が難しい場合は、鍼治療が良い。この2穴に刺鍼して、しっかり瀉法を施すと症状が落ち着いてくる。

リュウマチの場合は、指、膝の痛みや変形に目が行きがちになるが、例えば、指の治療は指の局所治療を優先しても、それほど効果が得られない。

リュウマチは、ほとんどの場合、頸部や肩周辺の凝りや痛み、また腰部の凝りや痛みがあるので、そこを優先的に治療してゆくと、手足の関節や指の治療も効果的にできる。

また、リュウマチは痺症になるので、その原因（風湿邪）から考えて、曲池（去風作用）や陰陵泉（去湿作用）の取穴は必須である。

病歴の短いものは短期間で治るが、10年以上、経過しているような場合は、根気よく年単位の治療を続けることが必要である。すると、たいていの場合、痛みが取れてゆくのと同時に、ひどかった骨の変形も正常な状態に近いところまで回復する。

いったん、治癒したと思われるくらいになっても、何もしなければ、再発する可能性があるので、予防的な治療は継続した方が良い。


顎関節症・眼瞼下垂・顔面痙攣・顔面麻痺の治療

・頭皮ツボ療法―少陽前線・大脳線Ⅰ・脳幹線Ⅰ、Ⅱの中焦・頸椎線・肩こり線
・手背ツボ療法―肝経線・少陽線・膀胱経Ⅰ行線（頸椎の部分）
・手足のツボ療法―三焦肩こり線・大腸肩こり線・風池・天柱・内関から間使・太衝・足三

里と陰陵泉（眼瞼下垂に追加）

眼瞼下垂の主な原因は、現代では、脾の昇清作用が虚弱で下垂するのではなく、飲み過ぎ、食べ過ぎが原因で、湿困脾となり脾の昇清作用が低下して、脾と関係が深い眼瞼が下垂する。眼瞼下垂に限らず、全身的にも、胸やお腹・お尻も下垂しやすくなる。さらに頭も重くなり眠くもなるので、顔つきもぼんやりした状態になる。これでは美容上も困ったことになる。治療は食べ過ぎによる脾胃のつまりを取り除く治療を中心に行うと良い。

顔面麻痺、顔面痙攣の主な原因はストレスなので肝を中心に治療すると良い。

顎関節症はストレスと食べ過ぎが原因になるので、肝と脾胃を同時に治療すると良い。

これらの疾患の直接的な原因は、頚と肩のこりである。

外科手術の後遺症全般の治療

・頭皮ツボ療法

上肢線、下肢線を使って、上肢、下肢の全ての部位の手術の後遺症、ひきつれや痛み等を治療する。脊中線を使って頚の後面や背部の督脈と膀胱経の手術の後遺症を治療する。

脳幹線Ⅰ、Ⅱの上焦（心、肺）、中焦（肝、胆、脾、胃、腸）、下焦（腎、膀胱、生殖器）を使って、臓器の手術の後遺症全般、手術による臓腑の機能低下や痛み等を治療する。

・手背ツボ療法

膀胱経Ⅰ行線、膀胱経Ⅱ行線を使って、頸部と背部の膀胱経を治療する。

さらに、この治療線の頸部を使って、上肢の肺経、大腸経の治療と、この治療線の腰部と仙骨部を使って、下肢の腎経、膀胱経と胃経脾経の手術の後遺症の全般を治療する。

少陽線を使って、頸肩部の胆経と上肢の三焦経と体幹部の胆経、臀部と下肢の胆経等の手術の後遺症全般を治療する。

肝経線を使って、胸鎖乳突筋附近と体幹部の側面と下肢の内側の肝経の手術の後遺症全般下後谿を使って、脊柱線の督脈と小腸経、膀胱経の手術の後遺症全般を治療する。

・手足のツボ療

内関から間使を使って、全身の気の流れの停滞による痛みや気滞による腹部をはじめとする全身の膨満感を治療する。

三陰交を使って、活血化於して全身の血流の停滞による痛みや手術による癒着等を治療する。

陰陵泉を使って、全身の水湿の停滞による浮腫みや重だるさ、また、乳がんや子宮がんの手術によるリンパの流れの詰まりによる手足の浮腫み等を治療する。

美容の治療

・浮腫みが取れて顔面と全身が細くなる・顔面と全身のリフトアップ・ウエストや足首が細くなる・瞼が上がって眼がぱっちり開く・ほうれい線が目立たなくなる・シミが薄くなる・クマが薄くなる・くすみが取れて色白になる・皮膚のかさつきが、つるつるになる・表情が明るくなり、目に輝きが戻り、かしこそうに見える

上記の症状に対する治療

・頭皮ツボ療法

大脳線Ⅰ・脳幹線Ⅰ、Ⅱの上焦、中焦・少陽前線・肩こり線・頸椎線

・手背ツボ療法

膀胱経Ⅰ行線・少陽線・肝経線

・手足のツボ療法

内関から間使・内庭・豊隆・陰陵泉・三陰交・太衝・三焦経の肩こり線・大腸経の肩こり線

美容で最も問題なことは、顔形が、どんなに美しくても、イライラした目つきをしているとか、反対にぼんやりしているとか、表情が芳しくないということである。

表情をよくするには、精神状態を安定させるために、脳幹線Ⅰ、Ⅱの上焦（心）、中焦（肝、脾）、手背ツボ療法の肝経線、少陽線、手足のツボ療法で太衝、内関－間使の治療をすることが必要である。

浮腫みを取りリフトアップして、引き締まった体形にするには、脾の水質の運化作用、脾の昇清作用を活発にする必要がある。脳幹線Ⅰ、Ⅱの中焦、手足のツボ療法の豊隆、陰陵泉、太白が良い。この治療で、全身の体型を整えることができる。シミ、クマ、くすみ、皮膚のかさつき等は、血流の問題が関係しているので、肝の疏泄作用を良くすることや気血の流れが良くなるような治療をすることが大切である。

大脳線Ⅰ、脳幹線Ⅰ、Ⅱの中焦、手背ツボ療法の肝経線、手足のツボ療法の合谷、内関から間使と三陰交、太衝が良い。

痰　湿

アルコール、甘いもの、生もの（生野菜や刺身は痰湿を生じさせるので良くない。火を通して摂取すると問題はない。ちなみに、中華料理には生ものはない）。脂っこいもの、また、水分（1日2ℓ以上飲むのが良いと言われてきたが、それを実行した人は水の飲み過ぎが原因の病気になっている人がいる。水分量は、その人にとっての適量というものがある。）や塩分の過剰摂取（喉が渇いて水の飲み過ぎになる）は、痰湿を体内に生じさせ、水の代謝を悪化させて、全身的な浮腫みや重だるさ、無気力、眠気、たるみ、尿のトラブル等を生じさせる。

また、痰湿が熱化して湿熱邪になると、それが花粉症やアトピー性皮膚炎、慢性鼻炎、アレルギー性の喘息、食物アレルギー、化学物質過敏症等のアレルギー性の疾患の主要な原因となる。

花粉症になると止めどもなく出てくる生温かい鼻汁と涙や、アトピー性皮膚炎で皮膚をじくじくさせる浸出液は、正に湿熱邪そのものである。アレルギー体質になると、すべて湿熱邪が関係する症状を呈する。

アレルギー体質の治療のポイントは体内の脾胃で生産された湿熱邪を取り除くこと、あるいは、脾胃で湿熱邪が生産される原料（アルコール、甘いもの、生もの、水の飲み過ぎ、塩分等）の過剰摂取を控えることである。

風邪を取り除くことや、皮下組織に停滞している湿熱邪によって体表に出られなくさせられていた衛気（外界からの刺激である外邪に対して抵抗する力）が体内から体表に出られるようになるので、外邪からの自己防衛ができるようになり、アレルギー症状は改善する。アレルギー体質に対する予防や根本的治療は、日々の食事に気配りすることが最大のカギである。

すでに、湿熱邪が大量に体に停滞してアレルギー症状を呈している人は湿熱邪を取り除く鍼治療や自分でできる手技療法をするとよい。

認知症やアレルギー疾患に共通する予防の決め手は「日々の食生活の改善にあり」ということになる。

脳に湿（熱）邪が悪影響を及ぼすと、頭重、頭が締め付けられる感じがする、瞼が重くなり垂れ下がってくる、眼がぼんやりして目の奥が重くなり、視力も低下する。

記憶力や思考能力の低下、いつも眠い、気持ちが落ち込みやすくなる、やる気がしなくなり何でも後回しにするようになる等の症状を呈するようになる。認知症の症状を先取りしたような状態になる。高齢者でこのような状態が長く続くと本物の認知症になる可能性が出てくる。

また、鬱病の落ち込みなどの鬱症状は、この湿（熱）邪が主要な原因の一つになっている。

瘀　血

ストレスによって、全身の気血の流れが悪化し詰まると、全身いたる所に痛みや凝りが生じやすくなる。さらに、ストレスを受けると、イライラ感や鬱的精神症状が現れるようになる。（これらの症状は気血の流れがのびやかでなくなる肝気鬱結による気滞瘀血の諸症状）、この肝気鬱結は、鬱病の主要な原因の一つとなる。

一昔前の老人は、隠居してからも、家族から尊敬されて威厳を保っていた。しかし、現代では、科学技術の進歩や、社会の発展のスピードに老人はついていけなくなり取り残されがちである。

老人の多くは、世代間の断絶を肌身で感じ取っている。家族と一緒に生活していても孤独な状態に置かれていることがある。あるいは、事実上、邪魔者扱いにされて孤立させられている場合もある。このような状況下では、持続的なストレスによって引き起こされる肝気鬱結による気滞瘀血を形成することになり、脳に悪影響を及ぼして認知症の大きな原因になる。

後期高齢者で、何かの病気になって入院すると、一週間もたたないうちに、認知症になる人をよく見かける。

そこで、すぐさま病気の治療を中断して退院して家に戻ると、認知症は回復する。もたもたして退院が遅れると認知症が本格化してしまうことがある。

入院でなくて引っ越しの場合でも、そうなる可能性がある。つまり、急激な生活環境の激変に対応できなくて精神的に不安定化して認知症になる恐れがある。年老いてからは、急激な生活環境の変化に適応することがむつかしくなり強いストレスになる。

そのストレスが肝気鬱結による気滞瘀血をもたらし、脳の気血の流れを詰まらせ、脳に大きな打撃を与えて、一気に認知症を発症させることがある。

退職後の生活、あるいは隠居生活が始まってから、これからが自分自身の人生が始まるのだと受け止めて、第二の人生の船出を始める人にとっては何も問題はない。

ところが、本当に、ご隠居さんになってしまって責任もなくなり、頭を使うこともなくなると、脳が錆付いたようになる。これは脳の運動不足により、脳内の血流が停滞し瘀血が形成されて認知症、まっしぐらのコースになりかねない。

身体の運動不足も、気血の流れが停滞するので全身的な瘀血をもたらすことになり、ひいては、脳にも悪影響を及ぼすことになるので、運動不足は要注意である。とりわけ、地方は車社会になっていて、歩く習慣がなくなっている。近くに行く時くらいは、歩く習慣をつけた方が良いと思う。

また、全身的に運動不足である状態で、パソコン病のように、眼、手、頸、肩等を部分的に酷使すると、気血の流れが極度に悪化して頑固な肩こりや頭痛を引き起こすようになる。

この予防策は、一時的にでも、他の仕事をするとか、短時間でも構わないので、こまめに全身運動をすることである。

このような気滞瘀血の肩こり頭痛状態が長年にわたると、脳に悪影響を及ぼし認知症発病の原因となる。

認知症は痰湿や瘀血だけでも発病するが、痰湿と瘀血が結合（痰瘀互結）すると、さらに認知症を発病しやすくなる。

また、鬱病は痰湿や瘀血が単独で発病することはない。痰瘀互結の状態で発病する。

認知症や鬱病は病因から考えると、認知症や鬱病になる固有の病因も考えられるが、大半は生活習慣病になる病因とほぼ同じなので、認知症や鬱病は生活習慣病の範疇になる。

また、現在の認知症をはじめ、生活習慣病と言われるものは、昔の貧しかった時代にはなかった病気である。認知症や生活習慣病は、例え、病名が同じものであっても、一昔前の病気の原因や性質とは異なる。

また、認知症や生活習慣病は、現代という時代の特徴を反映している現代病ということになる。現代病の予防や治療は、その特徴をしっかり把握した上で対応してゆくべきである。

脈診

脈診では、左の脈の寸関尺は心・肝・腎陰であり、心は血脈を主る、肝は臓血作用、腎陰は陰の根本であることから、左の脈は血と陰を現す脈になる。

右の脈の寸関尺は、肺・脾・腎陽であり、肺は気、脾は気、腎陽は陽の根本であることから、右の脈は気と陽を現す脈になる。

右の脈の肺と脾は気であり、気は陰陽論では陽になる。左の脈は陰を、右の脈は陽を現すことになる。

左右の脈が感じられないような脈なしの人は、まるで死の直前の虚の極みの状態か、あるいは、陰陽、気血の流れが著しく滞っていることを意味する。ほどんどの場合は、重度の肝気鬱結による気滞瘀血である。現代の日本では、このようなタイプの人は、およそ、10％位であり、女性は、男性の２倍くらいである。

なお、脈なしの人は腎陽虚証ではないかと思われるかも知れないが、腎陽虚証の脈は、脈の浮揚する力は弱いが、脈なしになることはほとんどない。また、脈管に指で圧を加えると脈管内部の正気が不足しているので、反発する力が弱くて指がやや沈み込むような感じになることはあるが、脈が感じられないほど弱くなることはない。もし、腎陽虚証の人で、脈なしであれば、ご臨終直前の人ということになる。

冷えのぼせ傾向のある人は、右の脈は陽を主るので、肝火上炎によるのぼせで陽気が旺盛になり、それによって寸関尺ともに、右の脈の浮揚する力が強くなるので、脈の拡張収縮がはっきりした力強い滑脈になる。

一方、左の脈は陰を主るので、肝気鬱結や痰湿で、寸関尺ともに陰血の流れが詰まって、脈状が感じられないくらい渋った脈になりやすい。現代社会では、このような脈状の人は、おおよそ40％位であるが、女性では過半数であり、さらに生理前にはこの脈状になっている人が多い。

陰陽の脈状がこのようなタイプの人は肝気上逆、肝火上炎につれて、頭は熱っぽくて膨満感がでるが、気血が上昇するので、足の方は冷えて頼りない感じになり、冷えのぼせ状態になる。ストレスを受けて頭に来て、熱で頭が、カッカしているが、手足が冷えている状態を思い浮かべると分かりやすい。

また、肝気鬱結がベースになっていると、気血の流れが詰まっているので、全身的には冷えやすいが、同時に気が強く鬱結してくると、温煦作用のある気が爆薬のようになって自然着火して気鬱化火になる。

その火は、火の性質上、上方に向かって昇るので、頭がのぼせやすくなる。

このような冷えのぼせ状態が脈に反映して、左右の脈状が著しく異なった脈になる。

左右の脈が、ともに数脈で、有力な滑脈になるのは、全面的で程度の激しい爆発的な気鬱化火の状態である。このようなときは、手足の冷えも消え去り、全身が熱化して、精神的にも興奮状態になっている。

他のケースもある。それは、全身的な湿熱証の程度が重く、熱邪が強い場合にも見られる。左右ともに、異常なほど有力な滑脈は、外邪による熱証でもあり得るが、双方のタイプを合わせると、10%程度になると思われる。

陰虚、陽虚、気虚、血虚等の様々な虚証タイプの脈状の人は、半世紀ほど前の時代においては、多数を占めていたが、現代では、およそ、10%程度ではないかと思われる。

左右の脈が、ほぼ均衡していて、陰陽のバランスが良い正常脈と思われる人（10代の元気のよい青年にみられる）も、およそ、10%位いるのではないかと思われる。

脈診が難しくて判定が困難な場合とか、診断は四診合算で行われるので、脈診が他の診断結果と著しく整合性に欠けている場合は、脈診を捨てることもありうる。

耳ツボ

耳ツボと言えば、多くの人はダイエットのことを思い浮かべるかも知れませんが、実は、この治療法は全身の病気の治療ができます。

ここに、私が厳選した臨床効果の高い耳ツボの図を紹介します。

臨床経験に基づいて、ツボの位置やツボの選び方も独自なものもあります。

治療のための、様々な耳ツボの参考文献がありますので参照してください。

疾患別のツボの例示

・頸部や肩のこり、眼精疲労の治療＝神門（痛み止め、精神安定、抗炎症作用がある）、頸椎の1～4㎜外方の反応点（強い圧痛点）の数ヵ所、眼、肝

・腰痛＝神門、腰椎や仙椎の1～4㎜外方で強い圧痛がある反応点

・生理痛の治療＝神門、子宮、卵巣、内分泌、肝
・痩せるツボ＝飢点、渇点、興奮点（筋肉を興奮させてエネルギーを消耗させて痩せさせる）、神門、胃、肝

なお、耳ツボ療法は、あらゆる疾患に対応できます。

ツボの位置の見つけ方は、楊枝のようなもので、ツボの附近で我慢できないような強い圧痛点を見つけます。強い圧痛点のあるツボこそが、即効性と持続性がある治療効果が期待できます。

ツボの刺激法は、王不留行子という漢方薬に使う植物の種でゴマ粒より小さい種を、小さくカットした絆創膏で耳ツボに正確に貼り付けます。

4～5日間、貼っておいて、その間、毎日5回くらい少し痛い位の強さで押したり揉んだりします。4～5日間で貼替えします。刺激が強すぎると傷つきます。かゆみが出たら絆創膏負けです。

耳ツボ療法は、簡便で、即効性はナンバーワンであり、耳のツボを継続的に刺激すると、長期間の治療効果が期待できます。鍼治療やマッサージとちがって、治療資格はいらないの

で誰でも治療できます。

耳ツボ療法の用具はインターネットで購入できます。

コラム3

白川治療院（東京・新富町）、白川鍼灸院（福島・郡山）

東京医療福祉専門学校で、出会った中医学・中国鍼の第一人者、白川徳仁先生と意気投合して、中央区新富町に白川治療院の立ち上げ、副院長を拝命、花山式調気マッサージを展開している。

更に、白川院長は、震災後、福島県須賀川市の公立岩瀬病院にボランティアで2年間鍼灸治療に出向き、その後、多くの患者さんのご要望で郡山市に白川鍼灸院を開き、週の半分は、福島で白川式頭皮鍼を精力的に行っている。

（文責・花山）

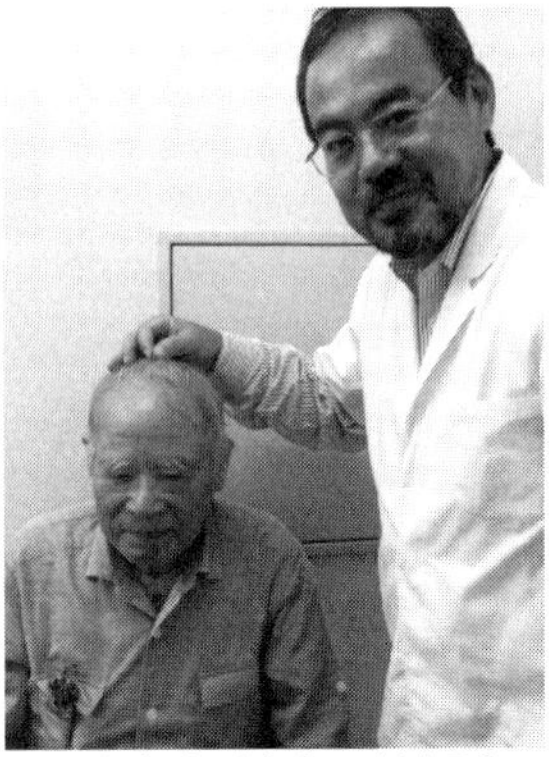
白川治療院（東京・新富町）

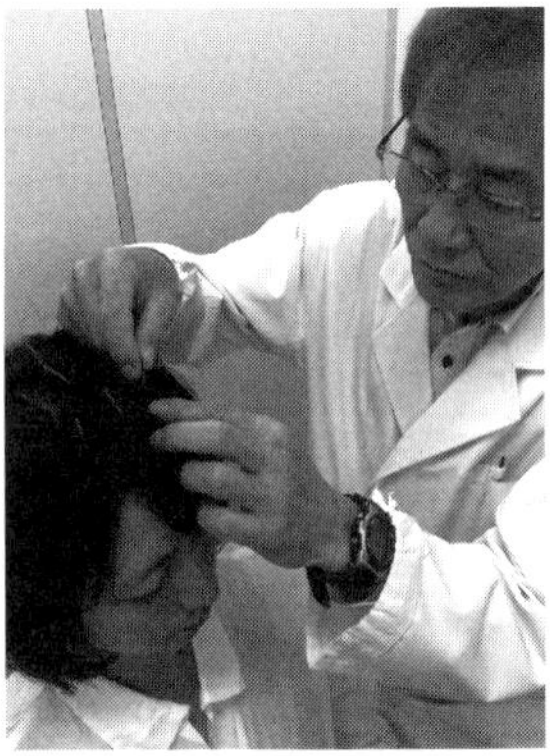
白川鍼灸院（福島・郡山市）

巻末付録

花山式調気マッサージ概説

花山　亘（体育学修士・筑波大学元非常勤講師、白川治療院副院長）

現代人は、全体的には栄養過多で運動不足である。エネルギーが余った状態であり中医学的には、本文で白川院長が述べた通り、実証（満月状態）である。余ったエネルギーが中医学でいう邪気となり、関節などに詰り気の流れをブロックする。通じざるは則ち痛むの原理通り、五十肩やギックリ腰等々が起こる、さらに、血行が悪くなり部分的にはエネルギー不足の虚証といわれる状態すら起こる。

この詰りは、乳酸や尿酸などの酸化物が、一種のサビのように骨膜上にある経絡に付着して歯石のような形で、ツボを塞ぐのではないかと考えた。指腹の強擦法で、骨膜からそのサビを剥がすことにより、再び気が流れ、気血津液が動き、痛みが緩和すると考えられる。この気の流れの走行ルートを再開させ、気の流れを調整する意味で、この究極の瀉法とも言える手技療法を調気《ちょうき》マッサージと命名させていただいた。

①寝違えと首

梅雨時に入ってくると、寝違いの患者が増えてくる。寝苦しい夜、クーラーを付けたまま寝てしまい、朝方くしゃみが出るほど冷えて、小胸筋などの呼吸筋がキュンと拘縮することにより、首が左右に振れなくなってしまう。

寝違えは、自分で首の後ろ側を一生懸命、マッサージしても、一向に改善しない。実は、気の流れのルートでいうと肺経の入り口のツボ、中府《ちゅうふ》から雲門《うんもん》辺りが拘縮で詰まってしまったために、首が左右に動かなくなっている症状だ。

鎖骨の下から脇にかけて、指先で軽く擦るとフレアー現象（刺激に反応して毛細血管が急拡張する現象）で発赤してくる。東洋医学的にいうと、気の流れの出発点である肺経の中府・雲門エリアで、呼吸器系と関係する。

一分もしないうちに、首が施術した側にだけ回り安くになる。反対側の場合もしかりである。この、自分自身への治療体験から、この方法で即座に寝違えが解消できることを、皆様にお伝えします。

②五十肩とパソコン病

右手は親指、左手は小指が凝るパソコン病は、正に、現代病である。現代社会では、パソコンなしでは仕事はできないと言っても過言ではない。右腕は、カーソルがブレないように固定させながらも、指先だけは、マウスを細かく動かす。親指と示指を使い、気の流れのルートである経絡では、肺・大腸経ということで、肩の前側が凝ってくる。

一方、左手の小指は、母音のＡが配当されており、最も多く叩くことになる。これは、機械式タイプライターの時代、ブラインドタッチのＯＬが、早くキーを叩きすぎて、戻る前に次のキーがタッチされ、アームが絡まる故障が多発したそうだ。その打開策として、キータッチの頻度の高い、母音のＡを打ちにくい左手の小指に配当したという都市伝説がある。

電子化時代、キーボードにアームが絡まる故障はあり得ないが、文化様式として定着したキーボード配列を変更することは実際上むりで、パソコン時代に左手の小指を酷使する文化が引き継がれることとなった。

結果、小指から肩甲骨に上がってくる小腸経といわれるラインは、後脇の肩貞《けんてい》から、肩甲骨の真ん中の天宗の周辺が詰り、気の流れがブロックされると五十肩となり、ひどくなるとか水平までしか上がらず、洗濯物を片手で干すという主婦。Tシャツが脱げないどころか、ジャケットやコートから、腕が抜けないほどの状態になったりする。

肩甲骨の中心部の凹みは天宗《てんそう》という小腸経のツボである。ここを、薄手のシャツの上から、示指の指腹で擦ると赤みを帯びてくる。老廃物の溜まっている範囲が反応してフレアー現象（刺激による毛細血管の急拡張）を起こす。気が巡りそして、挙がらなかった腕が、ドンドン軽くなり、挙げられるようになってくる。

③ぎっくり腰

「魔女の一撃」とも言われる、ぎっくり腰。多くは、猫背的姿勢により椎間板が前側に押し出されて神経根を圧迫して起こる激痛である。東洋医学では、膀胱経と言われる気の流れのルートが、邪気といわれる乳酸や尿酸などの酸化物でブロックされることにより、血流が悪くなった結果とも説明できる。

大きな関節なので、様々な要因が絡み合って腰痛が発症する。痛む場所も様々であるが、最も多い腰椎から仙骨周囲の痛みを取って行きたい。先ず、正座して、額を枕に付けるような姿勢を取ってもらい、背中から腰に掛かけて、骨格が浮き出てきて、触りやすくなる。シャツの上から、骨格を擦ると骨膜上に小さな砂粒のようなザラザラを感じ取ることができるので、これを指先で潰すように擦ると、毛細血管が急拡張して表面が赤くなる。

フレアー現象と言われるものだが、数日でキレイに消えていく。調気マッサージで背骨の真ん中を通る督脈や、その淵にある華佗狭脊、さらに脊柱起立筋上の膀胱経の詰りを取り除けば、一気に改善する。（口絵14P・15P参照）

気の流れが滞ることにより起こった腰痛が、その詰りを取り除くと、再び気の流れが起こり、詰まっていた毛細血管に血が流れ、老廃物が回収されることにより、痛みが消えてくる。

コラム4

S字枕は、カイロプラクターの第一人者、秋山融先生（社団法人IHTA理事、カンボジア日本技術大学客員講師、Gバランス医療学会副会長）が、長年の臨床経験から編み出した。首腰の治療の継続効果を狙って開発したものだ。クライアントが、治療の後も自宅で継続的に矯正できる。

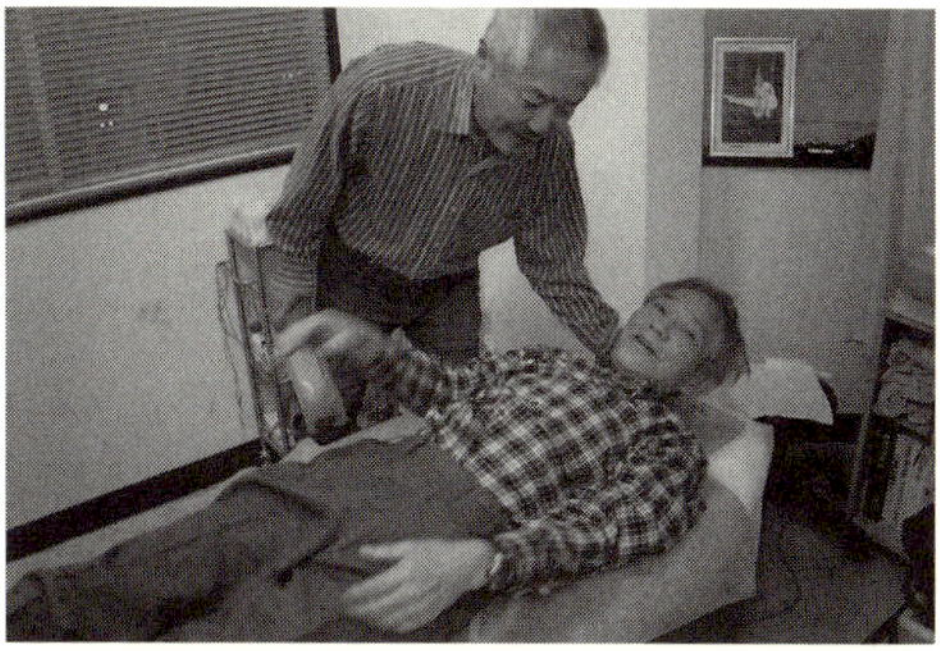

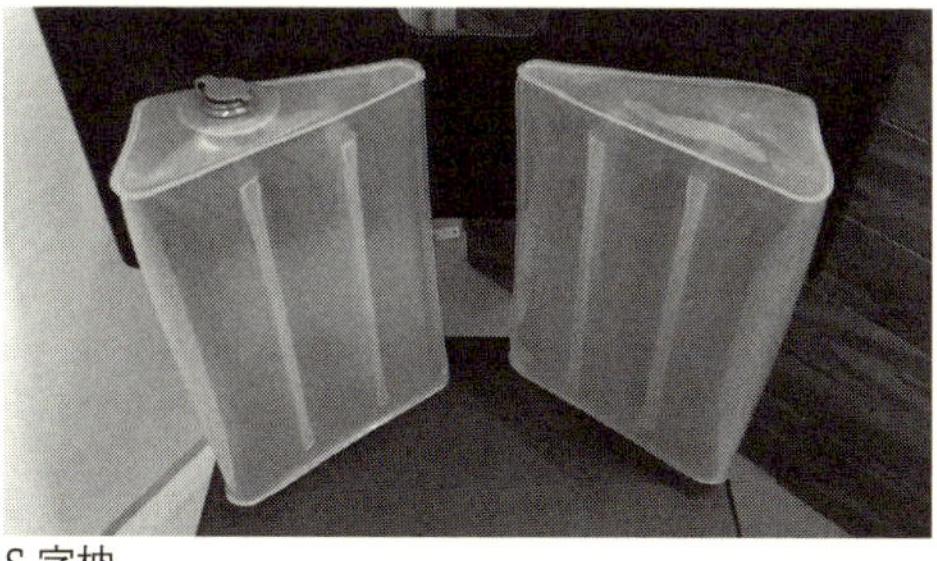

S字枕

④股関節症状

股関節の臼の部分が詰まって変形してきて、足指先を外に向けないと歩けないという方が、杖をついて来院される。東洋医学でいう、胃経の髀関《ひかん》というツボの周囲、大腿骨頭辺りを、指先で軽く擦るとフレアー現象で毛細血管が急拡張し血流が起こり発赤する。そして、老廃物の回収が進み、痛みが緩和してくる。

治る見込みがないと、人口股関節への手術を勧められている人ですら、この方法で施術した経験が何度もある。要は、臼蓋の中が、邪気（老廃物）で詰り、ちょうど歯石が沢山着いたような状態で、関節運動するとガリガリと引っ掛かり、激痛が生じているイメージである。

胃経のツボ髀関《ひかん》周囲の邪気の詰りを掻き出すと、胃経の気血の流れが回復すると、痛みが消え、通常の歩行が可能となる場合がある。

⑤膝関節痛

ゴールデンウイークなどに、山歩きに出かけ混雑の中、後ろから追い立てられるように下山した際、膝のお皿か、膝の下側の疼痛が発生して、数か月たっても取れないという方が毎年来院する。主に、内側に痛みが来る方も多い。あと、足首の内くるぶしそのものが痛くてたまらないという方も結構いる。

膝の周囲、特に痛みが集中しやすい、内側の血海《けっかい》辺りから曲泉《きょくせん》にかけて、指先で強擦すると、邪気が詰まっている場所が赤く反応して、フレアー現象を起こす。一晩すると発赤が半減し、数日で、ほぼ消えていくとともに痛みも薄らいでいく。まるで、クーラーのパイプ掃除をしているイメージである。

私の治療の目安は、一回の治療で大体10年分の詰まりを取る目標を立てている。患者さんが50才ならば、4・5回の治療で、気の流れは回復し。疲れを知らない子供のような状態になってくる。20代までは、これで、数年はもつのであるが、40才を超えてくると、新陳代謝が落ちてきて、詰まる速度も早まるため、月一程度のメンテナスが理想となる。

⑥現代人は、左足が短くなる

東洋医学的には、肝《かん》がストレスを受けとめ、身体の左側に緊張を呼ぶといわる。肝臓自体は右側に重心がある臓器だが、身体の左側の肩から腰、足まで、緊張でほんの少しだけ縮みます。仰向けに寝た状態で踵の位置を比べてみると、１ミリ程度左足が短くなる。10人治療すると７～８人は、左足が僅かであるが、短いのである。

ストレスのない現代人はいないとも言える。自分で感じていなくとも、電磁波や化学物質から受ける身体的ストレスも同じ反応を起こすと考えられる。足の親指が外反するのも、ストレスで肝経が、引っ張られるからだという中医学的な観点に立てば、ヒールを取り換えたからといって治るものではない。肝経のツボ、太衝《たいしょう》や、八風《はっぷう》を足の甲と裏から摘まんで引っ張ると緩む。

⑦顎関節症、突発性難聴など

顎関節症は、四六時中〝顎が外れる〟のではないかと云う恐怖にかられるストレスの多い症状である。深夜に救急車まで呼んでも、病院では、異常なしの診断が下されることが多い。ご本人にとっては食べるとか喋るとか、本能に関わる行為なので何とかして欲しいと、治療院に駆け込んで来られる。

この違和感も調気マッサージで、比較的簡単に緩和できる。先ず、コラム５の写真のようにフェイスカバーをしてから、顎や顔や頭を、指先で調気手技施術して行く。元々は歯科治療向けに開発されたモノらしいが、指先の刺激が伝わる適度な薄さで、強度も十分ある。使い捨てで、衛生的でもある。アゴや歯茎部位のツボ上関、下関辺りを、顔の上から細かく辿り、指先でザラザラを触診する。そして、顎関節の骨膜上の詰りを指先で擦りながら砕いて行く。

この方法で、突発性難聴にも対応が可能である。耳の前側の溝に縦に並ぶ三つのツボ、耳門《じもん》・聴宮《ちょうきゅう》・聴会《ちょうえ》を指腹でフェイスカバーの上から軽く擦るとフレアー現象で発赤してくる。そして、難聴が緩和され音がクリアーに聴き取れたりする効果が現れる。

また、皮膚は、軽く発赤するが、皮膚表面を守るとされる衛気《えき》が活性化され、ツルツルの赤ちゃん肌のような手触りになる。そして、痛みは不思議なくらい消えて行く。また、頭皮に対する手技は、爪の甲を後ろ向きに滑らせると、引っ掛かることもなく、スムーズに刺激を伝えられます。

筋膜リリースという言葉を、聴いたことが有るかもしれないが、経絡は骨の上を走行するケースも多く、花山式調気マッサージのイメージは、〝骨膜リリース〟といった方が当てはまると思う。臨床例が、集まってきたら、いずれ『骨膜リリース』という本を書いてみたい。

コラム5

フェイスカバー

取り外しが便利で、置く（掛ける）だけ。鼻の形状に合わせたスリットで、鼻の両サイドにフィット固定します。耳に掛けることもできるように、耳の場所にスリットがある。元々は、歯科用に開発されたものであるが、花山式調気マッサージでは、顔・頭皮の施術の際、このフェイスカバーの上から行っている。強度もあり、患者さまの皮膚を傷つけることもない。また、使い捨てのため、衛生上問題も発生しない。

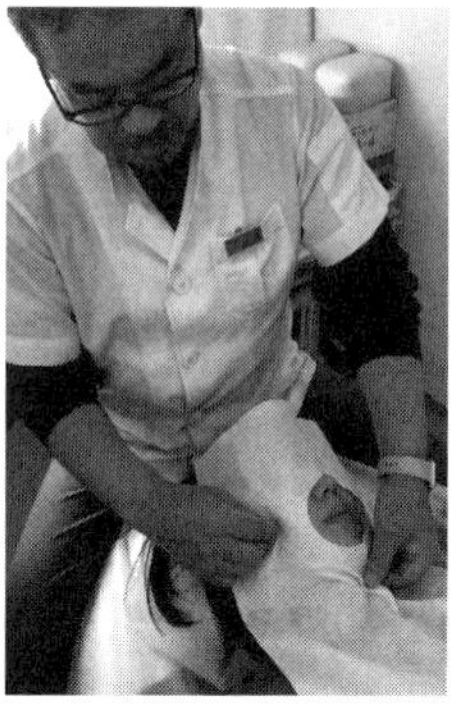

口絵・頭皮鍼モデル

佐嶋健司（さしま・けんじ）

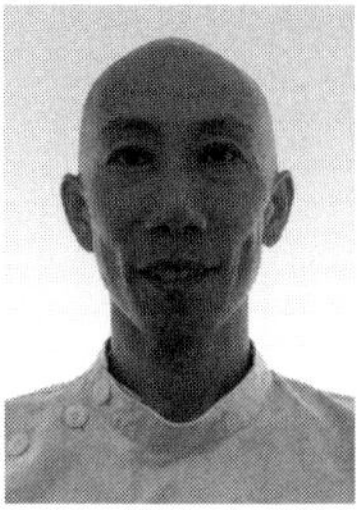

体育の学校を卒業後、スポーツクラブで指導、カナダでスキーガイドとして働いたのち、鍼灸師を目指す。2005年、地元川崎に「すこやか治療院」を開院。日本関節コンディショニング協会副理事長就任、各種実技講習会を行う。一方で、頭皮鍼、手背鍼の即効性と効果を高く評価し、白川氏に影響を受け、この治療法を活用させて頂いている。

著 書：

『痛みに負けないカラダをつくる関節ストレッチ＆トレーニング』

すこやか治療院：

http://www7a.biglobe.ne.jp/~sukoyaka-/index.html

口絵・経穴モデル

上杉 智（うえすぎ・さとる）

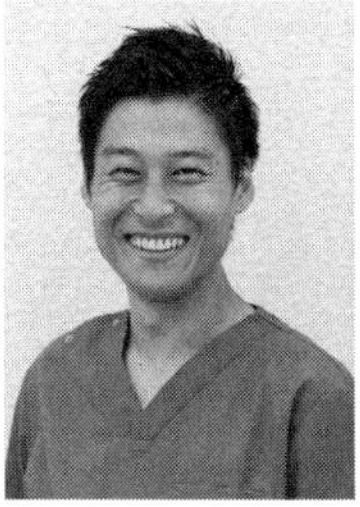

学習院大学サッカー部OB。銀行を経て、不動産管理会社上杉株式会社を設立。その後鍼灸あん摩マッサージ指圧師とアスレティックトレーナーの資格を取得。整骨院で院長やプロスポーツ現場を経験し、2018年7月に地元葛飾区に治療、エステ、スポーツジムができる複合施設T∞STUDIOを開院。「人生をより豊かにするトリートメントとトレーニング」をコンセプトに、業界初の会員制治療院エステ＆トレーニングジムを海外展開を視野に拡大中です。

T∞STUDIO　http://www.t-sta.jp/

著 者

白川徳仁（しらかわ・のりひと）

1944 年、愛媛県生まれ。白川治療院・院長、東京医療福祉専門学校教員養成科講師。鍼灸の本場、上海中医薬大学の何金森教授に師事し、臨床経験を積み重ねてきた。東京医療福祉専門学校の教員養成科設立時から勤務し中医学の講義と臨床指導を行ってきた。また、東日本大震災の後、福島県の公立岩瀬病院でボランティアとして治療を 2 年間に亘って行った。更に、地元の要望で郡山市に白川鍼灸院を開設。自ら開発した白川式頭皮鍼で地域の方々に治療している。

花山 亘（はなやま・わたる）

1957 年、岡山県生まれ。筑波大学体育学修士、筑波大学元非常勤講師、白川治療院副院長、筑波大時代、モントリオールオリンピックに際して、男子体操金メダリスト・加藤澤男選手の専属トレーナーを担当。東京医療福祉専門学校時代、中医学の権威、白川徳仁院長と出会い中医学の考え方を学ぶ。意気投合して東京都新富町の白川治療院 http://s-hari.jp/ を開設。この気の流れを調整する考え方を基に、花山式調気マッサージを確立し治療展開。国家資格：はり師、きゅう師、あんま・指圧・マッサージ師。

序文寄稿

何 金森（か・きんしん）

1952 年生まれ。上海中医薬大学教授、医学博士。福建省医科大学中医専門科を卒業。上海中医学院医学専攻修士および博士課程を修了。中国ではじめての中医医学博士号を取得。現在、上海中医薬大学教授。米国フロリダ州マイアミ大西洋中医学院終身客員教授（2001 年）を兼任。日本での活動 :1988 ～ 89 年、昭和医科大学医学部臨床病理学教室にて「B 型肝炎の免疫学」を研修。『脈診』(東洋学術出版）を監修。

参考文献

『脈診』東洋学術出版社

『毒素をためると病気になる 排毒・解毒で病気は治る』本部千博／アールズ出版

『ヒューマン・セキュリティーの時代』岩浅昌幸・増茂正泰／筑波出版会

◎この本、コラムで取上げた用品等の問合せ先

・『白川式頭皮鍼法DVD』予防医療臨床研究会
Tel.03-6909-5959

・ディスポ鍼『JSP』セイリン　Tel.054-365-5700

・白川治療院（本院）　Tel.03-6228-3395
白川鍼灸院（郡山）　Tel.024-926-0920

・『S字枕』桐ヶ丘整骨院　Tel.03-3906-0340

・『フェイスカバー』　三高サプライ　Tel.0727-29-8382

他人に施術するには当該国家資格が必要です。
調気マッサージは白川治療院の登録商標です。

東洋医学と現代病 ―生まれ変わった中医学―

2019年4月1日　第1刷発行

著者　白川徳仁　花山 亘
発行人　花山　亘
発行所　株式会社筑波出版会
〒305-0821 茨城県つくば市春日2-18-8
TEL 029-852-6531
FAX 029-852-4522
発売所　丸善出版株式会社
〒101-0051 東京都千代田区神田神保町2-17
TEL 03-3512-3256
FAX 03-3512-3270

印刷・製本（株）シナノ パブリッシング プレス
ISBN978-4-924753-63-1　C0077